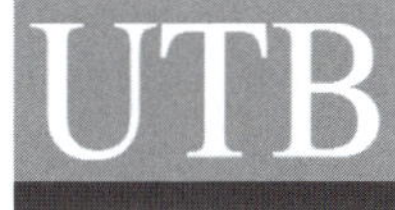


UTB 3289

Eine Arbeitsgemeinschaft der Verlage

Böhlau Verlag · Köln · Weimar · Wien
Verlag Barbara Budrich · Opladen · Farmington Hills
facultas.wuv · Wien
Wilhelm Fink · München
A. Francke Verlag · Tübingen und Basel
Haupt Verlag · Bern · Stuttgart · Wien
Julius Klinkhardt Verlagsbuchhandlung · Bad Heilbrunn
Lucius & Lucius Verlagsgesellschaft · Stuttgart
Mohr Siebeck · Tübingen
Orell Füssli Verlag · Zürich
Ernst Reinhardt Verlag · München · Basel
Ferdinand Schöningh · Paderborn · München · Wien · Zürich
Eugen Ulmer Verlag · Stuttgart
UVK Verlagsgesellschaft · Konstanz
Vandenhoeck & Ruprecht · Göttingen
vdf Hochschulverlag AG an der ETH Zürich

UTB Profile

Caterina Gawrilow

# ADHS

Mit 11 Abbildungen

Ernst Reinhardt München Basel

Prof. Dr. *Caterina Gawrilow* lehrt und forscht am Zentrum für Individuelle Entwicklung und Lernförderung (IDeA) in Frankfurt am Main.

Lektorat / Redaktion im Auftrag des Ernst Reinhardt Verlags: Ulrike Auras, München

Bibliografische Information der Deutschen Nationalbibliothek

Die Deutsche Nationalbibliothek verzeichnet diese Publikation in der Deutschen Nationalbibliografie; detaillierte bibliografische Daten sind im Internet über <http://dnb.d-nb.de> abrufbar.

UTB-ISBN 978-3-8252-3289-4
ISBN 978-3-497-02099-7



Reihenkonzept und Umschlagentwurf: Alexandra Brand
Umschlagumsetzung: Atelier Reichert, Stuttgart
Satz: Arnold & Domnick, Leipzig
Druck: Friedrich Pustet, Regensburg

Printed in Germany

Ernst Reinhardt Verlag, Kemnatenstr. 46, D-80639 München
Net: www.reinhardt-verlag.de  E-Mail: info@reinhardt-verlag.de

# Inhalt

## Einführung

## Hauptteil



## Anhang

# Einführung

„Ob der Philipp heute still wohl bei Tische sitzen will?“, heißt es in der berühmten Geschichte „Der Zappelphilipp“ (Hoffmann 1845 / 46).

Schon immer und in allen Kulturen stellen sich Eltern hyperaktiver Kinder Fragen dieser Art, und bereits seit über hundert Jahren beschreiben europäische Kinderärzte Kinder mit ADHS-ähnlichen Symptomen (Still 1920). In den 1970er bzw. 1980er Jahren hat die ADHS unter dem Namen Hyperkinetisches Syndrom der Kindheit bzw. Aufmerksamkeitsdefizitstörung Eingang in die gängigen Diagnosemanuale → ICD (Internationales Klassifikationssystem der Weltgesundheitsorganisation ICD-8 1974) und → DSM (Diagnostisches und Statistisches Handbuch Psychischer Störungen DSM-III 1980) gefunden. Seit den 1990er Jahren wird die Störung als Aufmerksamkeitsdefizit- / Hyperaktivitätsstörung (ADHS) bezeichnet und gilt als eine der häufigsten Störungen des Kindes- und Jugendalters (DSM-IV 1994; ICD-10 1990). Die drei Kernsymptome der ADHS sind:

- Unaufmerksamkeit,
- Hyperaktivität,
- Impulsivität.

Kinder mit ADHS haben demzufolge Probleme sich eine längere Zeit auf nur eine Aufgabe zu konzentrieren, sind leicht durch Reize aus der Umgebung ablenkbar und träumen häufig (Unaufmerksamkeit). Zudem sind sie motorisch überaktiv, zappeln viel, rennen und hüpfen mehr als Kinder ohne ADHS (Hyperaktivität). Kinder mit ADHS können auch häufig nicht abwarten und entscheiden oftmals, ohne über die Konsequenzen nachzudenken (Impulsivität).

Weiterhin zeigen die Betroffenen Schwierigkeiten bei Aufgaben, die → exekutive Funktionen verlangen. Zu exekutiven Funktionen gehören Kontrollmechanismen wie beispielsweise: Planen, Organisation von Arbeitsabläufen, flexibler Aufgabenwechsel oder auch Selbstregulation (d. h. die Fähigkeit, sein eigenes Handeln, Denken und Fühlen zu kontrollieren und zu beeinflussen).

Diese Probleme (Unaufmerksamkeit, Hyperaktivität, Impulsivität und Defizite in den exekutiven Funktionen) führen oft zu weitgreifenden Schwierigkeiten im Umgang mit Familienmitgliedern oder Gleichaltrigen und im Unterricht. Kinder mit ADHS haben demzufolge häufiger Interaktionsprobleme mit ihren Bezugspersonen. Außerdem haben Kinder mit ADHS des Öfteren Probleme, Freundschaften zu Gleichaltrigen zu knüpfen und aufrechtzuerhalten.

Trotz all der beschriebenen Probleme haben Kinder mit ADHS auffallende Stärken: Sie sind kontaktfreudig, neugierig, helfen gern, können witzig und einfallsreich sein, sind begeisterungsfähig, belastbar, selten zimperlich und auch nicht nachtragend (Krowatschek 2004).

Das vorliegende Buch soll helfen, die ADHS und ADHS-Betroffene zu verstehen. Es gibt einen Überblick über die ADHS als Störungsbild und die Ursachen der ADHS. Darüber hinaus wird aktuelle Forschung zu Selbstregulationsfähigkeiten von ADHS-Betroffenen rezipiert und die Entwicklung der ADHS über die Lebensspanne dargestellt. Nach einem Einblick in aktuelle Methoden der Diagnostik wird zum Abschluss vertiefend auf Therapiemöglichkeiten, die Effektivität verschiedener Therapieansätze, die Unterschiede der ADHS bei Frauen und Männern und die Auswirkungen der ADHS in Ausbildung / Studium und Beruf eingegangen.

Die Thematik ist für Studierende der Psychologie, Erziehungswissenschaften, des Lehramtes und angrenzender Bereiche äußerst relevant, da alle Tätigen dieser Berufsgruppen mit ADHS-Kindern, -Jugendlichen oder -Erwachsenen konfrontiert werden. Weiterhin ist der professionelle Umgang mit ADHS-Betroffenen zumeist emotional sehr aufreibend. Darum ist es von Bedeutung, dieses Thema bereits im Studium zu bearbeiten.

# Hauptteil

## 1 Was ist ADHS?

*ADHS gilt als eine der häufigsten psychiatrischen Störungen des Kindes- und Jugendalters. Im folgenden Kapitel werden die Symptome und Kennzeichen der ADHS verdeutlicht sowie Störungen, unter denen viele ADHS-Patienten zusätzlich leiden und von denen ADHS abzugrenzen ist, beschrieben. Darüber hinaus wird auf die Häufigkeit von ADHS in der Bevölkerung eingegangen.*

### Symptome und Kennzeichen der ADHS

Die Kernsymptome der ADHS sind Unaufmerksamkeit, Hyperaktivität und Impulsivität. Unaufmerksamkeit ist dadurch gekennzeichnet, dass das Kind:

- häufig Einzelheiten nicht beachtet oder Flüchtigkeitsfehler bei den Schularbeiten, bei der Arbeit (z. B. Hausarbeit, Bastelarbeiten) oder anderen Tätigkeiten macht,
- oft Schwierigkeiten hat, bei Aufgaben oder beim Spiel längere Zeit die Aufmerksamkeit aufrechtzuerhalten,
- häufig nicht zuzuhören scheint, wenn andere es ansprechen,
- häufig Anweisungen nicht vollständig durchführt und Schularbeiten oder andere Aufgaben nicht zu Ende bringen kann,
- häufig Schwierigkeiten hat, Aufgaben und Aktivitäten zu organisieren,
- sich häufig nur widerwillig mit Aufgaben beschäftigt, die länger andauernde geistige Anstrengung erfordern (wie Mitarbeit im Unterricht oder Hausaufgaben),
- häufig Gegenstände verliert, die für Aufgaben oder Aktivitäten benötigt werden (z. B. Stifte, Turnbeutel, Hausaufgabenheft),

- sich oft durch äußere Reize ablenken lässt,
- hinsichtlich Alltagstätigkeiten häufig vergesslich ist.

Von diesen genannten Symptomen der Unaufmerksamkeit müssen mindestens sechs Symptome aufgetreten sein, um Unaufmerksamkeit im Zusammenhang mit einer ADHS zu diagnostizieren (nach → DSM-IV-TR, APA 2008). Hyperaktivität zeigt sich dadurch, dass ein Kind:

- häufig mit Händen oder Füssen zappelt oder auf dem Stuhl herumrutscht,
- in der Klasse oder in anderen Situationen, in denen Sitzenbleiben erwartet wird, häufig aufsteht,
- häufig herumläuft oder exzessiv klettert in Situationen, in denen dies unpassend ist (bei Jugendlichen oder Erwachsenen mit ADHS besteht dann oft lediglich ein subjektives Unruhegefühl),
- häufig Schwierigkeiten hat, ruhig zu spielen oder sich mit Freizeitaktivitäten ruhig zu beschäftigen,
- häufig „auf Achse“ ist oder oftmals handelt, als wäre es „getrieben“,
- häufig übermäßig viel redet.

Impulsivität liegt vor, wenn das Kind:

- häufig mit den Antworten herausplatzt, bevor die Frage zu Ende gestellt ist,
- nur schwer abwarten kann, bis es an der Reihe ist,
- unterbricht und andere häufig stört.

Von diesen genannten Symptomen der Hyperaktivität und Impulsivität müssen insgesamt mindestens sechs Symptome aufgetreten sein um Hyperaktivität / Impulsivität im Zusammenhang mit einer ADHS zu diagnostizieren (nach → DSM-IV-TR). Für die Diagnose einer ADHS müssen darüber hinaus folgende weitere Kriterien erfüllt sein:

- Die Kernsymptome müssen seit sechs Monaten und in mindestens zwei Lebensbereichen (z. B. zu Hause, in der Schule, im Umgang mit Gleichaltrigen) bestehen,
- sie müssen vor dem Alter von sieben (nach → DSM-IV-TR) bzw. sechs Jahren (nach → ICD-10-GM) das erste Mal aufgetreten sein,
- sie müssen inadäquat bezüglich der Entwicklungsstufe des Kindes sein und

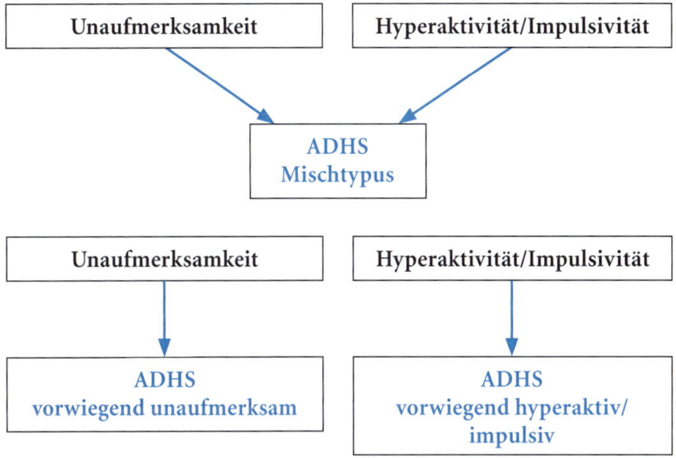


Abb. 1: ADHS-Diagnosen nach DSM-IV-TR (APA 2008)

- signifikante Beeinträchtigungen im sozialen und schulischen Bereich nach sich ziehen.

Das Diagnostische und Statistische Handbuch Psychischer Störungen (→ DSM-IV-TR) beschreibt drei Subtypen der ADHS:

- den ADHS-Mischtypus, der vorliegt wenn die Kriterien der Unaufmerksamkeit und der Hyperaktivität-Impulsivität während der letzten sechs Monate erfüllt sind,
- den ADHS vorwiegend unaufmerksamen Typus, wenn die Kriterien der Unaufmerksamkeit, aber nicht die der Hyperaktivität-Impulsivität während der letzten sechs Monate erfüllt sind,
- den ADHS vorwiegend hyperaktiv-impulsiven Typus, der vorliegt, wenn die Kriterien der Hyperaktivität-Impulsivität, aber nicht die Kriterien der Unaufmerksamkeit während der letzten sechs Monate erfüllt sind.

Für diese Unterteilung in drei ADHS-Subtypen konnten empirische Belege gefunden werden. Das Internationale Klassifikationssystem der Weltgesundheitsorganisation (→ ICD-10-GM, WHO 2009) unterscheidet bezüglich des Hyperkinetischen Syndroms:

- die einfache Aufmerksamkeits- und Aktivitätsstörung und
- die hyperkinetische Störung des Sozialverhaltens.

Beide Störungen beinhalten sowohl Aufmerksamkeitsstörungen, als auch Auffälligkeiten bezüglich der Hyperaktivität-Impulsivität. Kinder, die nur an einer Aufmerksamkeitsstörung leiden, können nach dem → ICD-10-GM als unter einer Aufmerksamkeitsstörung ohne Hyperaktivität leidend diagnostiziert werden. Ein Überblick über die unterschiedlichen Herangehensweisen an eine ADHS-Diagnose des → DSM-IV-TR und → ICD-10-GM findet sich in Abbildung 1 bzw. Abbildung 2.

Zu den weiteren, häufigsten Kennzeichen der ADHS gehören akademisches Underachievement, Non-Compliance und Aggressionen sowie Schwierigkeiten im Umgang mit → Peers.

Definition

**Als akademisches Underachievement wird Minderleistung (z.B. in den Hauptfächern) trotz durchschnittlicher oder überdurchschnittlicher Intelligenz bezeichnet. Das heißt, die betroffenen Kinder zeigen Leistungen unter dem Niveau, welches man bei ihrer gegebenen Intelligenz erwarten würde.**

Definition

**Der Begriff Non-Compliance bezeichnet das Nicht-Befolgen von Anweisungen von Eltern und / oder Lehrern.**

Lehrer und Eltern berichten oft, dass Kinder mit ADHS im Vergleich zu ihren Klassenkameraden ohne ADHS schlechtere Schulleistungen zeigen (Frazier et al. 2007). Das rührt daher, dass Kinder mit ADHS sich dem Unterricht weniger konzentriert zuwenden und dies sowohl in Phasen der Instruktion durch den Lehrer als auch in Phasen der Stillarbeit. Kinder mit ADHS beschäftigen sich also weniger mit den schulischen Aufgaben und dem schulischen Material als ihre Mitschüler ohne ADHS. Schließlich zeigen Kinder mit ADHS häufiger chronischen akademischen Misserfolg (z.B. schlechte Noten, Schulabbruch) als Kinder ohne ADHS (Barry et al. 2002).

Der Zusammenhang von ADHS und Aggressionen ist in der Literatur gut belegt. Die Schwierigkeiten, die diesbezüglich am häufigsten mit der ADHS verbunden sind, sind Nichtbefolgen von Regeln (Non-Compliance), welche durch Autoritäten (z.B. Lehrer) aufgestellt wurden, eine

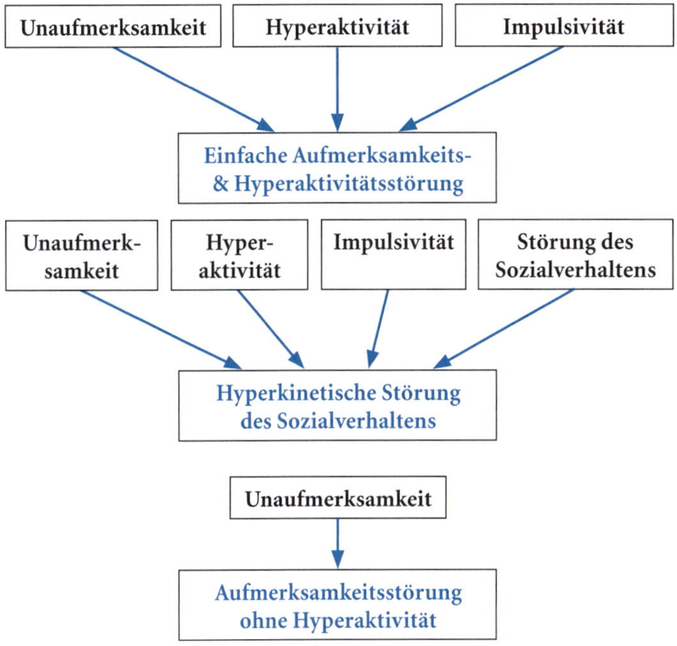


Abb. 2: ADHS-Diagnosen nach ICD-10-GM (WHO 2009)

problematische Stimmungskontrolle (z.B. sichtbar durch häufigen Stimmungswechsel und Launenhaftigkeit), Streitsüchtigkeit und verbale Feindseligkeit. Demzufolge überrascht es nicht, dass eine der häufigsten → komorbiden Störungen der ADHS die → oppositionelle Verhaltensstörung ist. Ernsthaftere antisoziale Verhaltensweisen zeigen ca. 25 % der Kinder mit ADHS: Dazu gehören Diebstahl, körperliche Aggressionen und Schulschwänzen. Kinder, die ADHS und Aggressionen zeigen, weisen ein größeres Risiko auf, interpersonelle Konflikte mit den Eltern, Geschwistern, Lehrern und Mitschülern hervorzurufen als Kinder, die nur unter ADHS leiden. Beispielsweise berichten Lehrer über erhöhten eigenen, d.h. selbst wahrgenommenen, Stress im Umgang mit ADHS-Kindern, die gleichzeitig aggressive Verhaltensweisen zeigen.

Für viele Kinder mit ADHS gestaltet es sich als äußerst schwierig, Freundschaften mit ihren Klassenkameraden zu knüpfen und aufrechtzuerhalten. Kinder mit ADHS und vor allem die Kinder, die zusätzlich

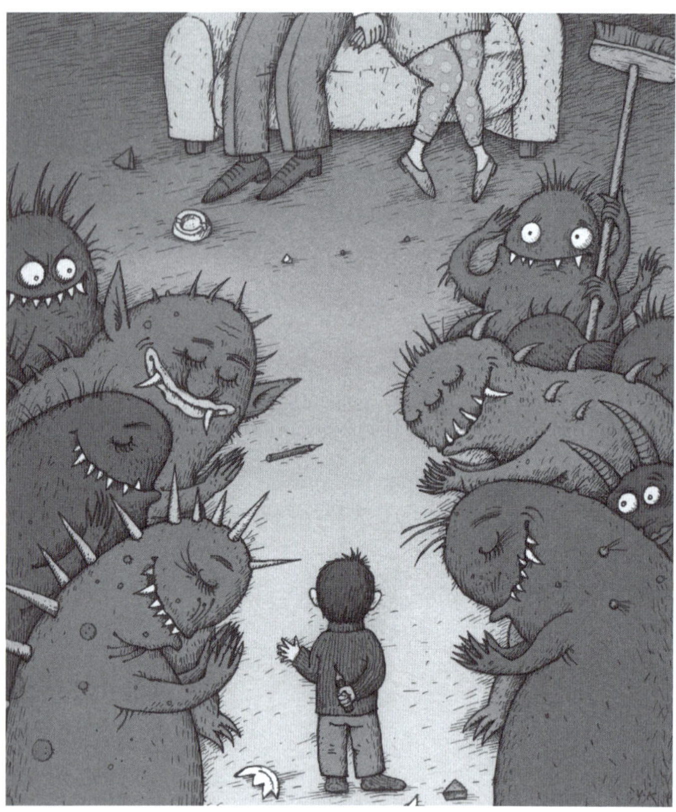

Abb. 3: ADHS-Kinder halten sich oft in der Peripherie des sozialen Netzwerkes auf (Ramsland / Konstantinov 2007; © 2007 Boje Verlag GmbH, Köln)

aggressive Verhaltensweisen zeigen, werden von den Gleichaltrigen oft abgelehnt. Zudem zeigen ADHS-Kinder häufig soziale Funktionsstörungen, d.h., sie verhalten sich im sozialen Kontext (z.B. im Klassenzimmer) nicht altersentsprechend, sondern wie jüngere Kinder. Weiterhin gibt es Befunde, die dafür sprechen, dass Kinder mit ADHS sich häufig an der Peripherie des sozialen Netzwerks aufhalten und aus diesem Grund gemeinsam mit auffälligen Kindern (z.B. Kindern, die → Störungen des Sozialverhaltens zeigen) „herumhängen", was das Auftreten von Verhaltensstörungen noch verstärkt. Abbildung 3 verdeutlicht die Affinität von ADHS-Kindern mit auffälligen Personen.

## Komorbide Störungen

Bis zu 2/3 der Kinder mit ADHS weisen neben den Kernsymptomen für diese Störung noch weitere Störungen auf. Die Häufigkeit → komorbider Störungen bei Kindern mit ADHS verteilt sich wie folgt:

- → oppositionelle Störung des Sozialverhaltens: 50 %
- → Störungen des Sozialverhaltens: 30–50 %
- → affektive Störungen: 10–40 %
- Angststörungen: 20–25 %
- Lernstörungen, Teilleistungsschwächen: 10–25 %
- → Tic-Störungen, → Tourette Syndrom: bis zu 30 %

Zu diesen komorbiden Störungen gehören die → externalisierenden Verhaltensstörungen mit aggressiven und → dissozialen Symptomen (ca. 43–93 % der Fälle). Aggressivität und Dissozialität zeigt sich beispielsweise im Umgang mit Gleichaltrigen: Kinder mit ADHS ärgern ihre → Peers häufiger als Kinder ohne ADHS. Aber auch → internalisierende Störungen, wie Angststörungen und Depressivität können auftreten (in 13–51 % der Fälle). Alle komorbiden Störungen stellen für die Entwicklung der Betroffenen einen zusätzlichen Risikofaktor dar. Dies bedeutet, dass der Verlauf der ADHS für Patienten mit zusätzlichen komorbiden Erkrankungen zumeist schwerwiegender und beeinträchtigender ist als für Patienten ohne komorbide Erkrankungen (siehe Kapitel 4).

## Abgrenzung von anderen Störungsbildern

Mit Hilfe einer → Differenzialdiagnose muss die ADHS von anderen Störungen abgegrenzt werden. Dies bedeutet, dass bei einer Diagnosestellung sorgfältig abgewogen werden sollte, ob tatsächlich eine ADHS oder aber eine andere Störung die auftretenden Probleme verursacht. Zu diesen anderen Störungen bzw. Erkrankungen gehören:

- Körperliche Erkrankungen
- → oppositionelle Verhaltensweisen und → Störungen des Sozialverhaltens versus altersgemäßes Verhalten aktiver Kinder
- → Anpassungsreaktionen auf belastende familiäre Verhältnisse oder schulische Überforderung
- Emotionale Störungen

Das heißt, körperliche Erkrankungen, wie z.B. Sehstörungen, Hörstörungen, epileptische Anfälle, Folgen eines Schädel-Hirn-Traumas oder auch mangelnder Schlaf, können ADHS-ähnliche Symptome produzieren. Auch die Einnahme von Medikamenten (z.B. die Antiepileptika Carbamazepin und Phenobarbital oder das Antiasthmatikum Theophyllin) kann dazu führen, dass Kinder sich wie ADHS-Kinder verhalten, ohne die Diagnosekriterien für das Störungsbild eindeutig zu erfüllen.

Weiterhin muss eine differenzialdiagnostische Abgrenzung von oppositionellen Verhaltensstörungen und altersgemäßen Verhaltensweisen bei aktiven Kindern erfolgen. Kinder mit oppositionellen Verhaltensauffälligkeiten können auf schulische Aufgaben oder Anforderungen der Eltern mit Widerstand reagieren, da sie nicht gewillt sind, sich diesen Forderungen anzupassen. Die Abgrenzung der ADHS von oppositionellen Verhaltensstörungen erweist sich allerdings als schwierig, da viele Kinder mit ADHS → komorbid an solchen Verhaltensstörungen leiden. Jedoch konnte empirisch belegt werden, dass ADHS und oppositionelle Verhaltensstörung zwei voneinander differenzierbare Verhaltensmuster sind (Barkley et al. 2001).

Vor allem bei jüngeren Kindern ist die Grenze zwischen einem normalen Bewegungsdrang und klinisch auffälligem ADHS-Verhalten schwer festzumachen. Diesbezüglich ist man sich einig, dass ADHS-Verhalten ein Kontinuum darstellt, an dessen einem Pol extrem auffälliges und an dessen anderem Pol extrem unauffälliges Verhalten steht.

Merksatz

**ADHS ist keine diskrete, eindeutige Störung, die entweder ganz oder gar nicht auftritt, sondern wir beobachten in der Praxis fließende Übergänge von verschiedenem ADHS-Verhalten.**

ADHS-typisches Verhalten kann auch eine Anpassungsreaktion auf belastende familiäre Verhältnisse oder schulische Überforderung sein. In diesem Fall trifft aber zumeist das geforderte Diagnosekriterium, dass die Störung bereits vor dem sechsten bzw. siebten Lebensjahr aufgetreten sein muss, nicht zu.

Weiterhin können emotionale Störungen (Angststörungen, agitierte Depressionen) ADHS-typisches Verhalten auslösen und damit den ungerechtfertigten Verdacht auf eine ADHS-Diagnose nahelegen.

## Häufigkeit der ADHS in der Bevölkerung

Differenzen in der Angabe der → Prävalenz der ADHS in unterschiedlichen Studien oder in unterschiedlichen Ländern sind hauptsächlich durch verschiedene Diagnosekriterien und verschiedene Ansätze der Diagnostik verursacht. Bei Zugrundelegung der Kriterien des → DSM-IV-TR wird eine höhere Zahl von Betroffenen erfasst als bei Zugrundelegung des → ICD-10-GM, da die Gruppe der nur aufmerksamkeitsgestörten Patienten in Letzterem nicht zur ADHS gehört. Zu einer Vereinheitlichung der Diagnostik der ADHS wurden von der Deutschen Gesellschaft für Kinder- und Jugendpsychiatrie Leitlinien veröffentlicht, die aber in der Praxis nicht in jedem individuellen Fall angewendet werden (siehe Kapitel 5).

Laut einer Zusammenfassung und Bewertung → epidemiologischer Untersuchungen sind weltweit etwa 6–10 % aller Kinder von ADHS betroffen, bei einem deutlich höheren Anteil von Jungen im Vergleich zu Mädchen (Verhältnis 3:1 bis 6:1; Wender 1995). Gründe für die Dominanz des männlichen Geschlechts bei der ADHS werden vielfältig diskutiert (siehe Kapitel 7). Bei dieser Häufigkeit sollte also in einem typischen deutschen Klassenzimmer (mit etwa 20 Schulkindern) mindestens eines der Kinder, und eben vor allem einer der Jungen, ADHS haben.

Während Forscher und Kliniker bis vor einigen Jahren davon ausgingen, dass die ADHS im Jugendalter langsam verschwindet und im Erwachsenenalter nicht mehr vorhanden ist, wissen wir heute, dass dem nicht so ist (siehe Kapitel 4). Allerdings ist es wiederum schwierig, die Prävalenz der ADHS im Erwachsenenalter eindeutig anzugeben, denn bisher existieren noch keine exakten epidemiologischen Untersuchungen der Häufigkeit von ADHS im Erwachsenenalter (Trott 2000). Aufgrund vorhandener Längsschnittstudien wird von einer Persistenz (d. h. einem Bestehen bleiben) der ADHS bei etwa 1/3 bis 2/3 der betroffenen Kinder ausgegangen.

Merksatz

**Im Vergleich zu anderen psychiatrischen Störungen des Kindes- und Jugendalters ist die ADHS eine sehr häufig auftretende Störung, von der Jungen öfter als Mädchen betroffen sind und die bei vielen Betroffenen lebenslang andauert.**

Mit Hilfe der folgenden Internet- und Literaturquellen können die allgemeinen Aspekte zur Charakteristik der ADHS vertiefend studiert werden.

## Internet

DSM-IV-TR:
http://www.dsmivtr.org/index.cfm
ICD-10-GM:
http://www.dimdi.de/static/de/klassi/diagnosen/icd10/htmlgm2009/index.htm#V
Stellungnahmen der Bundesärztekammer zur ADHS:
http://www.bundesaerztekammer.de/page.asp?his=0.7.47.3161
Arbeitsgemeinschaft ADHS der Kinder- und Jugendärzte:
http://www.ag-adhs.de
Netzwerk zur Verbesserung der Versorgung von ADHS-Betroffenen:
http://www.zentrales-adhs-netz.de

## Literatur

**Döpfner, M., Frölich, J., Lehmkuhl, G.** (2000): Hyperkinetische Störungen – Leitfaden Kinder- und Jugendpsychotherapie.

**Krowatschek, D.** (2001): Alles über ADHS – Ein Ratgeber für Eltern und Lehrer.

**Skrodzki, K., Mertens, K.** (Hrsg.) (2000): Hyperaktivität – Aufmerksamkeitsstörung oder Kreativitätszeichen?

2

# Was sind Ursachen der ADHS?

*Viele verschiedene Faktoren können zur ADHS führen. Das bedeutet, es ist kein einzelner, ursächlicher Faktor festzumachen. Diskutiert werden aktuell erbliche und neurobiologische Ursachen. Das folgende Kapitel beschäftigt sich mit der Ursachendiskussion zu ADHS.*

Es ist nicht möglich einen einzelnen Auslöser für ADHS auszumachen. Vielmehr scheint sich die ADHS-Symptomatologie aus einer Vielzahl von Ursachen zu ergeben, und allgemein wird eine Interaktion biologischer und psychosozialer Faktoren vermutet. Größten Zuspruch fanden in den letzten Jahren erbliche und neurobiologische Einflüsse. Umwelteinflüsse, wie maladaptive Erziehungspraktiken (d.h. negative Interaktionen zwischen Eltern und Kindern, wie z.B. verbale Auseinandersetzungen) und Stress in der Familie, scheinen die Schwere der Störung zu modulieren, aber kein ursächlicher Faktor zu sein. Doch auch wenn vieles für erbliche und neurobiologische Ursachen der ADHS spricht, lassen sich noch keine ganz sicheren und endgültigen Aussagen darüber machen.

Merksatz

**Es gibt, wie bei vielen psychiatrischen Störungen, keine biologischen Marker, die eindeutig das Vorhandensein der ADHS anzeigen können.**

## Vererbung als ein ursächlicher Faktor

In der Literatur besteht Konsens darüber, dass ADHS eine erbliche Störung ist. Belege für die These des primären Einflusses genetischer Faktoren bei der Ausbildung der ADHS gibt es vielfältige. Zunächst findet sich eine erhöhte Rate von ADHS-Symptomen bei unmittelbaren Familienangehörigen der Kinder mit ADHS. In Adoptionsstudien wurde eine erhöhte Rate von ADHS zwischen biologisch verwandten Personen festgestellt. Weiterhin geben auch Zwillingsstudien Aufschluss über die Erblichkeit der ADHS: Die → Konkordanzraten betragen für eineiige (monozygote) Zwillinge zwischen 50 und 80 % und für zweieiige (dizygote) Zwillinge etwa 35 %.

Auch molekulargenetische Untersuchungen untermauern die Erblichkeitshypothese. So wurden Gene lokalisiert, welche in die → Dopaminregulation eingreifen. Diese Gene scheinen bei ADHS-Patienten so verändert zu sein, dass sie ADHS verursachen können. Das bedeutet, dass bei ADHS-Betroffenen diese veränderten Gene eine Variation im Dopaminhaushalt bewirken können, was wiederum Auslöser für hyperaktives und unaufmerksames Verhalten sein kann. Aktuell wird vermutet, dass ein Zusammenspiel mehrerer verschiedener Gene ADHS verursacht. Das heißt, dass ein einzelnes Gen die Entwicklung der Störung nicht auslösen kann (Comings 2001).

## Neurophysiologische Faktoren

Unterschiedliche Forschergruppen haben in den letzten Jahren festgestellt, dass Kinder und Erwachsene mit ADHS im Vergleich zu Versuchsteilnehmern ohne ADHS in einzelnen Hirnregionen Besonderheiten aufweisen. Dazu gehören: Eine verringerte Größe des → Frontallappens, des → Corpus Callosum und der → Basalganglien.

In den → präfrontalen Hirnregionen konnte darüber hinaus eine verminderte Durchblutung gefunden werden. Diese und neuere Ergebnisse aus → PET-Untersuchungen lassen eine Verminderung des Glukosestoffwechsels in den präfrontalen Hirnregionen bei Patienten mit ADHS vermuten.

Hirnphysiologische Untersuchungen mit dem → EEG ergaben ebenfalls Auffälligkeiten und dabei insbesondere Reduktionen bestimmter Ereigniskorrelierter Potentiale (→ EKPs). Dazu gehört vor allem die → P300, die als Aufmerksamkeitskomponente gilt und bei Kindern mit ADHS verringert ist. Zudem erweist sich auch die → N200-Komponente als reduziert, was auf eine gestörte Inhibitionsleistung bei ADHS-Patienten hinweist. Das bedeutet, es fällt Betroffenen schwer, ihre Reaktion auf einen Reiz zu unterdrücken.

## Neuropsychologische Faktoren

Zahlreiche empirische Studien konnten die These untermauern, dass bestimmte neuropsychologische Fähigkeiten, nämlich die → exekutiven Funktionen, bei Kindern mit ADHS eingeschränkt sind. Zu diesen Fähigkeiten gehören beispielsweise die Reaktionshemmung, das Arbeitsgedächtnis, Flexibilität im Denken und Verhalten, Sequenzierung von Verhalten und das Planen.

Russell Barkley (1997) nimmt an, dass dabei vor allem die Hemmung von Impulsen und somit die Hemmung dominanter Handlungsimpulse, die Hemmung laufender Handlungen und die Hemmung interferierender Handlungstendenzen betroffen sind (Abbildung 4). Denn nach Barkley sind diese Inhibitionsprozesse Grundlage für vier bedeutende exekutive Funktionen, die folglich bei ADHS-Betroffenen gestört sind:

- das (nonverbale) Arbeitsgedächtnis (d.h., ADHS-Kinder haben Schwierigkeiten, vor allem nichtverbale Informationen im Arbeitsgedächtnis vorübergehend präsent zu halten und zu verändern),
- die Selbstregulation von Affekten, Motivation und Aufmerksamkeit (d.h., ADHS-Kinder haben Schwierigkeiten, Emotionen, Motivation und Aufmerksamkeit zu kontrollieren),
- die Internalisierung und Automatisierung von Sprache (d.h., ADHS-Kinder haben Schwierigkeiten, Sprache so zu automatisieren, dass diese ohne bewusste Anstrengung genutzt werden kann),
- die Analyse und Entwicklung von Handlungssequenzen (d.h., ADHS-Kinder haben Schwierigkeiten, Handlungsabfolgen durchzuführen).

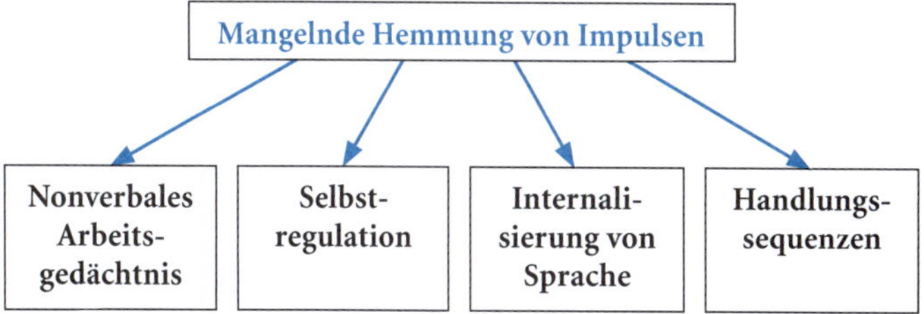


Abb. 4: Neuropsychologische Faktoren zur Verursachung der ADHS (nach Barkley 1997)

In empirischen Studien konnte bestätigt werden, dass Kinder mit ADHS bezüglich der Reaktionshemmung und bezüglich dieser vier exekutiven Funktionen Beeinträchtigungen zeigen. Bei Aufgaben, welche die Inhibition bestimmter Reaktionen verlangen, machen Kinder mit ADHS mehr Fehler als Kinder ohne ADHS. Dies betrifft z. B. die → Go-NoGo-Aufgabe, bei welcher auf einen Stimulus reagiert und auf den anderen nicht reagiert werden soll, und die Stopp-Aufgabe, bei welcher nach einem Stopp-Signal eine bereits laufende Handlung unterbrochen werden soll. Weiterhin zeigen Kinder mit ADHS in Reaktionszeitexperimenten längere Reaktionszeiten und mehr Fehler als Kinder ohne ADHS. Das heißt, sie brauchen länger als Kinder ohne ADHS, um auf Stimuli zu reagieren, verwechseln häufiger die unterschiedlichen Reaktionen auf verschiedene Stimuli (Verwechslungsfehler) und lassen häufiger Reaktionen aus (Auslassungsfehler). Das visuell-räumliche Arbeitsgedächtnis (d.h. das Arbeitsgedächtnis für visuell-räumliche Informationen) wie auch das phonologische Arbeitsgedächtnis (d.h. das Arbeitsgedächtnis für sprachliche Informationen) erscheinen in experimentellen Studien bei Kindern mit ADHS ebenfalls beeinträchtigt.

## Psychosoziale Faktoren

Früher wurden häufig Umweltfaktoren als Ursache der ADHS angenommen. Konkret ging man davon aus, dass ein ungünstiges soziales Milieu ein verursachender Faktor sein könnte. Solche psychosozialen Faktoren werden heute nicht mehr als alleinige Ursache der ADHS diskutiert. Vielmehr geht man davon aus, dass psychosoziale Wirkfaktoren in der Familie und in der Schule nicht primär zur Entstehung der ADHS führen. Jedoch können aufgrund der ADHS-Symptomatik eines Kindes Interaktionsstörungen mit Eltern, Geschwistern, Lehrern und Freunden auftreten. Diese Interaktionsstörungen können wiederum zu einer Verstärkung der ADHS-Symptomatik führen (Döpfner et al. 2000).

Im biopsychosozialen Modell zur Entstehung der ADHS (Döpfner et al. 2000) wird dies verdeutlicht (Abbildung 5). Dort gilt eine genetische Disposition als hauptsächliche verursachende Variable der ADHS. Ungünstige Bedingungen in Familie und Schule können dann, neben den Kernsymptomen, zu einer Zunahme negativer Interaktionen im Umfeld führen, was wiederum → komorbide Symptome verstärken kann.

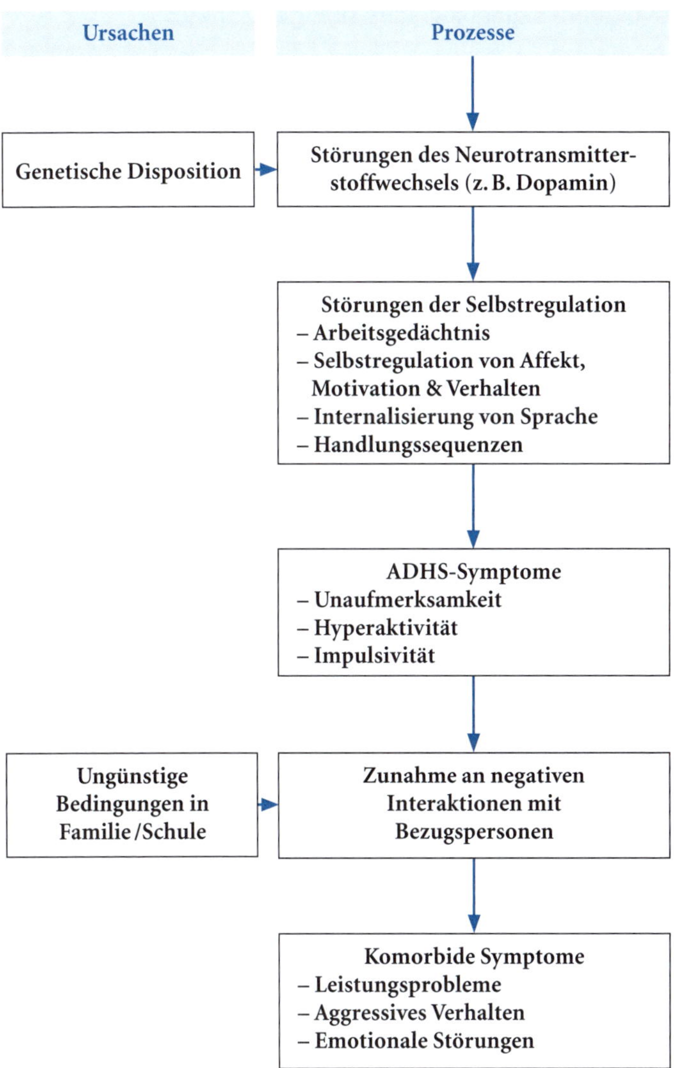


Abb. 5: Biopsychosoziales Modell zur Entstehung von Aufmerksamkeitsstörungen (nach Döpfner et al. 2000)

## Evolutionspsychologische Theorien zur ADHS

Mit seinem Buch „Eine andere Art die Welt zu sehen" (2006) lieferte der amerikanische Autor Thom Hartmann eine neue Sichtweise auf ADHS: ADHS-Betroffene werden von Hartmann als „Jäger" und Nicht-ADHS-Betroffene als „Bauern" bezeichnet, deren genetische Wurzeln bis in die Steinzeit zurückreichen und die beide jeweils überlebenswichtige Fähigkeiten und Funktionen für die frühen Gesellschaften hatten. Diese Theorie wird kontrovers diskutiert, bietet aber eine reizvolle Erklärung für die Häufigkeit des → klinischen und nicht-klinischen Phänomens ADHS in der Bevölkerung.

Zudem bietet Hartmann eine angenehm positive Sichtweise auf die ADHS, indem er Störungsmerkmale der ADHS in Wesenszüge umformuliert. Diese Wesenszüge könnten, seiner Ansicht nach, durch natürliche Anpassung (also im Laufe der Evolution) entstanden sein. Folgende Beispiele sollen dies verdeutlichen:

- leichte Ablenkbarkeit = ständige Überwachung der Umgebung
- handeln, ohne die Konsequenzen zu bedenken = Bereitschaft und Fähigkeit, Risiken und Gefahren auf sich zu nehmen
- Probleme, die Anweisungen anderer zu befolgen = Unabhängigkeit

Hartmann geht davon aus, dass sich ADHS als Merkmal in der Bevölkerung wie eine Gauß'sche Glockenkurve „normalverteilt". Das heißt: Sehr wenige Menschen zeigen eine sehr starke bzw. sehr geringe Ausprägung von ADHS, während die meisten eine mittlere Ausprägung aufweisen.

## Allergische Reaktionen als Ursache für ADHS

Seit den 1970er Jahren stehen bestimmte Stoffe bzw. Zusätze in der Ernährung (z. B. Farbstoffe, Phosphate, Zucker, Milch, Eier) im Verdacht, ADHS-typisches Verhalten auszulösen. Kontrollierte, empirische Studien konnten diesen Verdacht nicht bestätigen. Für die Mehrheit der Kinder und Jugendlichen mit ADHS scheint also die Art und Weise der Ernährung keine Ursache für ADHS darzustellen. Einzelfallberichte legen jedoch nahe, dass es für manche der betroffenen Kinder bei einer Ernährungsumstellung zu Symptomveränderungen und -verbesserungen kommen kann. Es wurde herausgefunden, dass diese Befunde am deutlichsten bei jüngeren (Vorschul-)Kindern sind, die zusätzlich unter weiteren Allergien (z.B. Allergien auf Nahrungsmittel, Heuschnupfen) leiden. Somit scheint es in der Praxis ratsam, zu überprüfen, ob ein ADHS-Kind unter (Nahrungsmittel-)Allergien leidet.

## Weitere Ursachen

Weitere korrelative Zusammenhänge finden sich zwischen mütterlichem Rauchen und Alkoholkonsum während der Schwangerschaft und späterer ADHS des Kindes. Ein Großteil entsprechender Studien zur Feststellung der Ursachen von ADHS ist jedoch rein korrelational, d.h., kausale Schlussfolgerungen können nur bedingt gezogen werden. So könnte es beispielsweise sein, dass ein übergeordneter dritter Faktor (z.B. der sozioökonomische Status) *sowohl* zu vermehrtem Rauchen während der Schwangerschaft *als auch* zu ADHS führt.

Weitere Zusammenhänge fanden sich zwischen einem niedrigen Geburtsgewicht und ADHS. Aber auch hier könnte argumentiert werden, dass z.B. mütterliches Rauchen während der Schwangerschaft sowohl zu einem niedrigen Geburtsgewicht als auch zu einer ADHS beim Kind führt. Werden alle Faktoren (Alkohol, Rauchen, Drogen, sozioökonomischer Status) berücksichtigt, zeigt sich, dass ein niedriges Geburtsgewicht nur bei sehr wenigen ADHS-Patienten als unabhängiger Risikofaktor für die Entwicklung einer ADHS in Frage kommt (Mick et al. 2002). Fraglich bleibt weiterhin, ob die betroffenen Kinder nicht bereits im Mutterleib eine vermehrte Hyperaktivität zeigen und deshalb in der Folge ein geringeres Geburtsgewicht aufweisen als andere Kinder.

### Literatur

**Nigg, J. T.** (2006): What causes ADHD?: Understanding what goes wrong and why.

# 3 Was hat Selbstregulation mit ADHS zu tun?

*Selbstregulation als Schlüsselvariable zu erfolgreichem Handeln wurde in den letzten Jahren ausführlich untersucht. Im folgenden Kapitel soll der Zusammenhang von Selbstregulation und ADHS erläutert werden.*

In den letzten Jahren ist die Fähigkeit zur Selbstregulation, d.h. zur bewussten Kontrolle des eigenen Verhaltens, immer stärker in den Fokus der entwicklungspsychologischen Forschung gerückt (Tangney et al. 2004). Denn eine gut entwickelte Selbstregulation im Vorschulalter hat eine starke Vorhersagekraft für akademische Leistungen und soziale Funktionsfähigkeiten: Kinder, die sich stärker selbst regulieren können, haben bessere Noten, mehr Freunde und werden von Eltern und Lehrern als kompetenter eingeschätzt als Kinder mit einer schlechten Selbstregulation.

Definition

**Selbstregulation ist die Fähigkeit, das eigene Denken, Fühlen und Handeln zu beeinflussen und zu kontrollieren.**

Selbstregulation ist eine Funktion des → Frontallappens (Posner at al. 2007). → Präfrontale Hirnbereiche weisen bei der ADHS Besonderheiten auf (siehe Kapitel 2). Aus diesem Grund haben Kinder mit ADHS häufig Selbstregulationsschwierigkeiten.

## Selbstregulationsdefizite bei der ADHS

Kinder mit ADHS zeigen im Vergleich zu Kindern ohne ADHS in Experimenten Defizite in ihrer Selbstregulation. Häufig treten Schwierigkeiten beim Unterdrücken bzw. Hemmen (Inhibition) von Reaktionen auf. Aber auch Probleme beim flexiblen Wechsel zwischen Handlungen und beim Planen sowie die Schwierigkeit, Ablenkungen zu widerstehen, sind Beispiele für defizitäre Selbstregulationsfunktionen bei Kindern mit ADHS.

Während einige dieser Defizite eindeutig belegt sind und die Effekte in vielfältigen Studien repliziert werden konnten (z.B. Reaktionshemmung), stehen andere Defizite noch in der Diskussion (z.B. Multitasking-Leistungen).

Ein Paradebeispiel für ein Selbstregulationsdefizit, welches bezüglich der ADHS aktuell und hitzig diskutiert wird, ist das → Multitasking. Multitasking bedeutet, dass mehrere Aufgaben zur gleichen Zeit durchgeführt werden (Burgess 2000), d.h., mehrere → Task sets müssen gleichzeitig kognitiv aktiviert sein. Dies ist beispielsweise beim Kochen der Fall: Hier muss das Gemüse vorbereitet und gleichzeitig auf die Nudeln und das Fleisch geachtet werden.

Einige Studien fanden Multitasking-Defizite bei Patienten mit ADHS, andere Studien konnten dies nicht bestätigen, sondern zeigten gleiche Multitasking-Leistungen von Personen mit und ohne ADHS. Interessant werden diese Studienergebnisse vor dem Hintergrund, dass viele der ADHS-Betroffenen über Spaß an Multitasking-Aufgaben berichten: Oft suchen ADHS-Betroffene gezielt Situationen auf, in denen sie die Möglichkeit haben, mehrere Aufgaben gleichzeitig zu bearbeiten. In vorläufigen Studien konnten wir zeigen, dass offensichtlich diese Freude an solchen Multitasking-Situationen eine bessere Leistung bei den ADHS-Patienten als bei den Nicht-ADHS-Patienten bewirkt (Gawrilow et al. 2009b): Nicht-ADHS-Patienten berichten nämlich über weniger Freude an solchen Aufgaben und zeigen eine schlechtere Leistung als ADHS-Patienten. Multitasking bei ADHS scheint demzufolge ein vielversprechendes Forschungsfeld zu sein, welches durchaus Schlussfolgerungen für die Behandlung von ADHS haben könnte. Sollte sich bestätigen lassen, dass ADHS-Betroffene von bestimmten Aufgaben im Multitasking-Format profitieren, könnten sie angeregt werden, Aufgaben dergestalt (also im Sinne von Multitasking-Aufgaben) umzuformulieren.

### *Exkurs: ADHS und Emotionserkennung*

Das Erkennen von Emotionen wird bei psychiatrisch erkrankten Patienten seit langem erforscht. So wurde beispielsweise beobachtet, dass autistische Kinder Probleme haben, in der Stimme und im Gesichtsausdruck anderer Menschen Emotionen zu erkennen. In sozialen Situationen (d.h. in der direkten Interaktion mit anderen Menschen) zeigen autistische Kinder ebenfalls diese Schwierigkeiten. Erste Untersuchungen mit ADHS-Betroffenen zu den Grundemotionen (Angst, Ekel, Freude, Trauer, Wut und Überraschung) konnten ähnliche Defizite in der Emotionserkennung feststellen. Die Ergebnisse deuten darauf hin, dass Kinder, Jugendliche und Erwachsene mit ADHS negative Emotionen überinterpretieren und dadurch beispielsweise Wut häufiger erkennen (Cadesky et al. 2000). In den meisten vorhandenen Untersuchungen wird dieses Problem in Zusammenhang mit defizitären → exekutiven Funktionen und defizitärer Selbstregulation gebracht. Das heißt: Vermutlich wird dieses Problem der Emotionserkennung durch eine mangelhafte Selbstregulation verursacht. Die Probleme bei der Emotionserkennung könnten möglicherweise auch erklären, warum ADHS-Betroffene Schwierigkeiten in sozialen Interaktionen zeigen (siehe Kapitel 1). Bislang ist jedoch noch nicht nachgewiesen, ob dieser kausale Zusammenhang existiert.

## Beeinflussung der Selbstregulation bei Kindern mit ADHS

Kinder und Jugendliche mit ADHS profitieren davon, wenn Aufgaben, die → exekutive Funktionen messen, selbstregulative Instruktionen enthalten. Zur Erforschung der Frage, ob und wie Strategien zur Förderung der Selbstregulation die exekutiven Funktionen (wie z. B. das Zielstreben, also das Ausführen von Handlungen, welche letztlich zum gewünschten Ziel führen) unterstützen können, wurden Studien mit ADHS-Kindern durchgeführt. Diese Studien konnten unter anderem zeigen, dass Wenn-dann-Pläne die Reaktionshemmung bei Kindern mit ADHS reduzieren können (Gawrilow / Gollwitzer 2008; Gollwitzer 1999).

Dies wurde mittels einer → Go-NoGo-Aufgabe geprüft. In dieser Aufgabe wurden Stimuli (Go Stimuli: Bilder von Tieren oder Transportmitteln, NoGo Stimuli: Bilder von Tieren oder Transportmitteln begleitet von einem Ton; siehe Abbildung 6 & 7) in zufälliger Reihenfolge auf einem Bildschirm präsentiert. Zunächst wird für 500 ms ein Fixationskreuz dargeboten, um die Aufmerksamkeit der Kinder auf den Bildschirm zu richten. Im Falle eines Go Trials wird dann ein leerer Bildschirm (150 ms), im Anschluss der Stimulus (z. B. wie in Abbildung 6 ein Flugzeug, also ein Transportmittel; 1000 ms) und nochmals ein leerer Bildschirm (1500 ms) präsentiert. Im Falle eines NoGo Trials werden ein Ton und ein leerer Bildschirm (150 ms), im Anschluss der Stimulus (z. B. wie in Abbildung 7 ein Flugzeug, also ein Transportmittel; 1000 ms) und nochmals ein leerer Bildschirm (1500 ms) präsentiert.

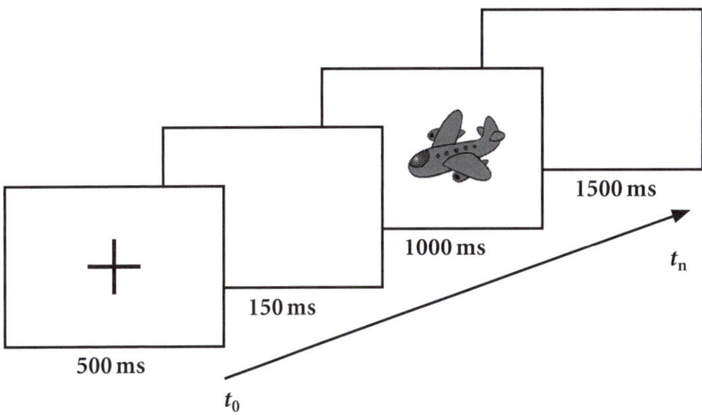


Abb. 6: Ablauf eines Go Trials (d.h. eines Durchgangs mit Go Stimulus)

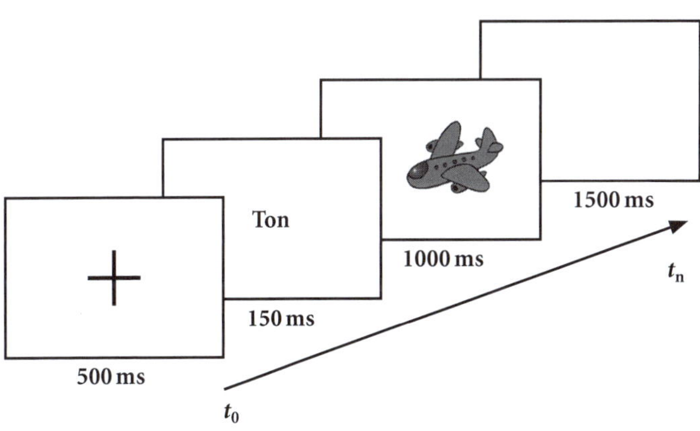


Abb. 7: Ablauf eines NoGo Trials (d.h. eines Durchgangs mit NoGo Stimulus)

Die Kinder hatten die Aufgabe, sowohl die Stimuli zu klassifizieren (z.B. rechte Taste für Tiere und linke Taste für Transportmittel drücken), als auch in den 33 % der Durchgänge mit Ton die Klassifikationsreaktion zu unterdrücken. In zwei Experimenten wurden Kinder mit ADHS entweder einer Zielintentionsbedingung („Ich werde die Taste nicht für Bilder mit Ton drücken!“) oder einer Zielintention plus Wenn-dann-Plan-Bedingung („Und immer wenn ein Ton kommt, dann drücke ich bestimmt nicht auf die Taste!“) zugeordnet. Gemessen wurden die Reaktionszeiten und Fehlerraten der → Klassifikationstrials sowie erfolgreiche Inhibition in den → NoGo Trials.

In der ersten Studie wurde die Leistung von Kindern mit und ohne ADHS verglichen. Kinder mit ADHS, die zusätzlich zu der Zielintention einen Wenn-dann-Plan hatten, konnten ihre Leistungen dem Niveau der Kinder ohne ADHS angleichen. Dies galt einerseits für die erfolgreiche Inhibition in den NoGo Trials (siehe Abbildung 8), andererseits aber auch für die Reaktionszeiten und Fehlerraten in den Go Trials. Die zweite Studie verglich die Leistungen von Kindern mit ADHS, die entweder keine medikamentöse Therapie erhielten oder → Methylphenidat (MPH; siehe Kapitel 6) einnahmen. In dieser Studie zeigte sich eine Kombination von Wenn-dann-Plänen und MPH als am erfolgreichsten bezüglich aller gemessenen Variablen (Gawrilow/Gollwitzer 2008; siehe Kapitel 6). Das heißt, Kinder mit ADHS konnten ihre Reaktionen besser hemmen, wiesen schnellere Reaktionszeiten und weniger Fehler auf bei gleichzeitiger Wirkung von Wenn-dann-Plänen und MPH.

In einer dritten Studie (Paul et al. 2007) wurden → EEG-Daten bei unmedizierten ADHS- und gleichaltrigen Kontrollkindern in einer → Go-NoGo-Aufgabe unter zwei Bedingungen abgeleitet: (a) eine neutrale Bedingung ohne Selbstregulationsstrategie und (b) eine Bedingung, die das Fassen eines Wenn-dann-Plans involvierte („Und wenn ich eine Hand sehe, dann werde ich bestimmt nicht auf die Taste drücken"). Auch in diesem Fall hatten die Kinder die Aufgabe, Bilder von Fahrzeugen und Tieren zu unterscheiden (Go Trials). In einem Drittel

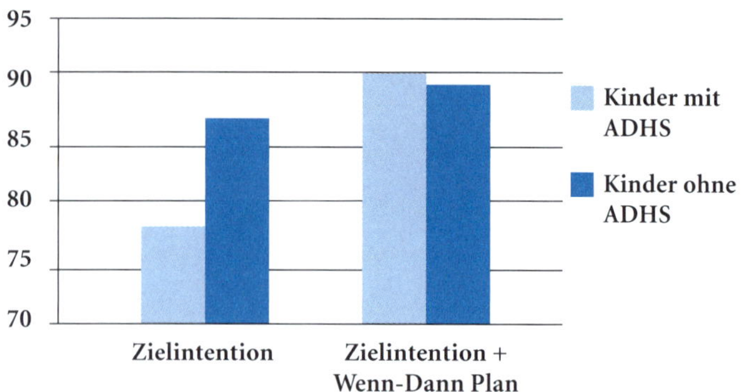


Abb. 8: ADHS-Kinder können mit Hilfe von Wenn-dann-Plänen erfolgreich inhibieren (Inhibitionsleistungen in Prozent)

der Trials wurde vor dem Stimulus das Bild einer weißen, ausgestreckten Hand präsentiert, welche den Kindern bedeutete, dass sie in der Folge keine Taste drücken durften (NoGo Trials). Wenn-dann-Pläne verbesserten die Inhibitionsleistungen und erhöhten die → P300 bei Kindern mit ADHS im Vergleich zur neutralen Bedingung: Ohne die Selbstregulationsstrategie machten die Kinder mit ADHS signifikant mehr Inhibitionsfehler nach NoGo Trials und hatten eine signifikant geringere No-Go-Go- → Amplitudendifferenz als die Kontrollkinder während der ersten Hälfte der P300-Komponente. Dies bedeutet, dass es bezüglich der P300 für die ADHS-Kinder ohne Selbstregulationsstrategie einen geringen Unterschied ausmachte, ob sie auf einen Stimulus reagieren oder inhibieren sollten. Kein Unterschied zwischen den Kontroll- und ADHS-Kindern war jedoch sichtbar, sobald die Kinder die Selbstregulationsstrategie erhielten.

Weiterhin wurde die Effektivität von Wenn-dann-Plänen auf Belohnungsverzögerungsleistungen überprüft. Belohnungsverzögerung (Delay of gratification) wurde von Walter Mischel erstmalig in den 1960er Jahren beschrieben. Damit ist gemeint, dass man eine wertvollere, spätere Belohnung einer nicht so wertvollen, aber sofortigen Belohnung vorzieht. Mischel hat zahlreiche Experimente durchgeführt, in welchen er Vorschulkinder bezüglich ihrer Reaktionen während einer entsprechenden Aufgabe (ein Keks sofort oder zwei Kekse nach 20 Minuten Wartezeit) beobachtet hat. In einer Studie hat er die Entwicklung der Kinder bis in das Jugendalter hinein verfolgt und Folgendes festgestellt: Kinder, die im Vorschulalter länger warten können, erreichen im Jugendalter eine bessere akademische und kognitive Kompetenz und werden von ihren Eltern und Lehrern bezüglich Umgang mit Stress und Frustrationen positiver und kompetenter eingeschätzt als Kinder, die nicht lange warten können (Shoda et al. 1990).

Wenn-dann-Pläne verbessern auch die Belohnungsverzögerungsleistung bei Kindern mit ADHS (Gawrilow et al. 2008): Kinder mit und ohne ADHS sollten ein Belohnungsverzögerungsspiel am Computer spielen. Dieses Spiel wurde entwickelt nach Studien von Walter Mischel (Mischel et al. 1989) und Edmund Sonuga-Barke (Sonuga-Barke et al. 1992). Die Kinder mussten sich zwischen einer sofortigen, weniger wertvollen (rote Bilder von Fahrzeugen oder Tieren, die einen Punkt wert sind) und einer verzögerten, wertvolleren Belohnungen (blaue Bilder von Fahrzeugen oder Tieren, die drei Punkte wert sind) entscheiden. Nach Beendigung des Spiels konnten die Kinder ihre erlangten Punkte in Geld umwandeln.

In einer ersten Studie wurden Kinder mit ADHS, die in einer Klinik zur Behandlung waren, untersucht. Die Kinder wurden zufällig einer von drei Versuchsbedingungen zugeordnet: Ein Drittel der Kinder erhielt einen neutralen Satz („Rote Bilder sind einen Punkt und blaue Bilder sind drei Punkte wert"), ein weiteres Drittel erhielt einen Satz mit einer Zielintention („Ich will mir so viele Punkte wie möglich holen"). Die verbleibenden Kinder erhielten neben der Zielintention einen Wenn-dann-Plan („Wenn ein rotes Bild erscheint, dann warte ich auf das blaue Bild"). Verglichen mit der neutralen Bedingung, profitierten Kinder mit ADHS vom Wenn-dann-Plan, aber nicht von der Zielintention. In einer zweiten Studie untersuchten wir nicht nur Kinder mit, sondern auch Kinder ohne ADHS. Wiederum wurden alle Kinder zufällig den drei Bedingungen zugeteilt (neutrale vs. Zielintention vs. Zielintention + Wenn-dann-Plan). Kinder mit und ohne ADHS zeigten die besten Belohnungsverzögerungsleistungen, wenn sie Wenn-dann-Pläne gefasst hatten. Weiterhin stellten wir fest, dass Kinder mit ADHS wiederum nicht von Zielintentionen profitieren können, während Kinder ohne ADHS bereits in der Zielintentionsbedingung verbesserte Belohnungsverzögerungsleistungen zeigen.

### Merksatz

**Kinder mit ADHS können von Wenn-dann-Plänen profitieren und zeigen eine bessere Inhibitionsleistung in Go-NoGo- und Belohnungsverzögerungsaufgaben nach der Formulierung von Wenn-dann-Plänen. Die Selbstregulation von ADHS-Betroffenen kann demnach durch kognitive Strategien beeinflusst werden.**

### Internet

Aktuelle Forschung zum Thema Selbstregulation bei ADHS:
http://www.adhd-research.com

### Literatur

**Barkley, R. A.** (1997): ADHD and the nature of self-control.

4

# Wie entwickelt sich ADHS über die Lebensspanne hinweg?

*ADHS ist eine Störung, die Kinder, Jugendliche und Erwachsene betrifft. Die sich im Entwicklungsverlauf verändernden Symptome werden im folgenden Kapitel beschrieben.*

Noch bis in die 1990er Jahre hinein wurde vermutet, dass ADHS ab dem Jugendalter nicht mehr zu beobachten sei und sich demzufolge „auswächst". Heute wissen wir dank unzähliger wissenschaftlicher Studien und Einzelfallberichte, dass ADHS sowohl im Kindes- und Jugendalter, als auch im Erwachsenenalter vorkommt. Etwa 3/4 der Kinder zeigen auch als Jugendliche noch ADHS-Symptome. Und bei ca. 60–80 % der Betroffenen bleibt das Störungsbild bis ins Erwachsenenalter hinein bestehen.

Immer häufiger wird die Diagnose ADHS erst im Erwachsenenalter gestellt. Wenn dies geschieht, ist zu beachten, dass trotzdem das Kriterium des Vorhandenseins der Symptome vor dem siebten Lebensjahr gilt. Das heißt, erwachsene Patienten mit ADHS, bei denen die Störung erstmals diagnostiziert wird, müssen rückblickend befragt werden. Eine weitere Möglichkeit, zur Verifizierung der Diagnose wäre, Angehörige (z. B. die Eltern oder Geschwister) retrospektiv zu befragen.

Wichtig ist weiterhin, dass sich die Symptome der ADHS (Unaufmerksamkeit, Hyperaktivität und Impulsivität) im Laufe der Lebensspanne verändern. Generell nimmt die motorische Hyperaktivität ab, während Aufmerksamkeitsstörungen persistieren, also bestehen bleiben. Somit stehen in den verschiedenen Altersstufen auch verschiedene durch die ADHS ausgelöste Probleme im Vordergrund.

## ADHS im Kleinkind- und Vorschulalter

Bereits als Säuglinge können ADHS-Kinder auffallen: Viele Mütter berichten von einer vermehrten Aktivität der ADHS-Kinder im Mutterleib. Babys mit ADHS zeigen eine hohes psychophysiologisches Aktivierungsniveau und ungünstige Temperamentsmerkmale. Das bedeutet, dass Kinder mit ADHS in diesem Alter häufiger Schlafprobleme haben und es öfter zu Fütterstörungen (z. B. Nahrungsverweigerung, extrem wählerisches Essverhalten, Essen nur beim Herumlaufen oder Spielen) kommen kann als bei Kindern ohne ADHS. In der Folge lassen sich oft gestörte Mutter-Kind-Interaktionen beobachten.

Zum Bindungsverhalten von ADHS-Kindern an ihre Mütter gibt es einige Untersuchungen. Nach der Bindungstheorie von Bowlby (1958) werden sicher gebundene Kinder von unsicher gebundenen Kindern unterschieden. Die unsicher gebundenen Kinder lassen sich unterteilen in Kinder, die:

- ängstlich-ambivalent (d. h., sie zeigen Abhängigkeiten),
- vermeidend (d. h., sie zeigen ablehnendes Verhalten ihrer Hauptbezugsperson gegenüber) oder
- desorganisiert (d. h., sie lassen sich keinem bestimmten Bindungsstil zuordnen)

an ihre Mütter bzw. Bezugspersonen gebunden sind. Es wurde festgestellt, dass vor allem Kinder mit einem desorganisierten Bindungsstil ein größeres Risiko für die Ausprägung einer → externalisierenden Verhaltensstörung (wie der ADHS) haben (Gloger Tippelt et al. 2007). Dabei ist jedoch ungeklärt, ob nicht andere Phänomene, wie etwa die Persönlichkeit der Mutter, diesen Zusammenhang besser erklären können als der Bindungsstil des Kindes. Dies würde bedeuten, dass bestimmte Persönlichkeitseigenschaften (z. B. → Neurotizismus) der Mutter die Ausprägung externalisierender Verhaltensauffälligkeiten des Kindes eher fördern, als andere Persönlichkeitseigenschaften (z. B. → Gewissenhaftigkeit). Außerdem könnte es sein, dass eine Mutter aufgrund einer genetischen Disposition eine bestimmte Persönlichkeit entwickelt und die vererbte Disposition letztlich *auch* zu ADHS-Verhalten beim Kind führt. D. h. eine Anlage führt in einem Fall zur Persönlichkeitseigenschaft und im anderen Fall zu ADHS-Verhalten.

Im Vorschulalter sind ADHS-Kinder dauernd in Bewegung und zeigen eine ziellose Aktivität. Häufig sind sie ihren Bezugspersonen gegenüber wenig gehorsam, was zu peinlichen Szenen in der Öffentlichkeit führen kann. Außerdem können sich ADHS-Kinder nur kurz auf Spiele konzentrieren und zeigen generell eine geringe Spielintensität und -dauer. In dieser Phase haben sich aversive Eltern-Kind-Interaktionen,

Aggressivität und Entwicklungsdefizite des Kindes als Risikofaktoren für eine ungünstige Entwicklung erwiesen. Bezüglich des Umgangs mit Gleichaltrigen im Kindergarten wurde festgestellt, dass Kinder mit ADHS in Gruppen, die Kinder unterschiedlicher Altersstufen involvieren, schlechter zurechtkommen als in Gleichaltrigengruppen.

## ADHS im Grundschulalter

Im Grundschulalter, d.h. mit dem Eintritt in die Schule, treten die meisten Probleme auf. Folglich werden in dieser Altersstufe auch die meisten der ADHS-Kinder zum ersten Mal in einer kinder- und jugendpsychiatrischen Einrichtung vorstellig, und ADHS wird diagnostiziert.

Die Kinder zeigen im Unterricht Unruhe und eine erhöhte Ablenkbarkeit. Häufig sind die Leistungsschwierigkeiten durch Unaufmerksamkeit und Lernstörungen so stark, dass die Kinder Klassen wiederholen oder gar die Schule verlassen müssen. Generell ist die Schullaufbahn von ADHS-Kindern im Vergleich zu Kindern ohne ADHS trotz in der Regel ähnlicher Intelligenz gekennzeichnet von

- Klassenwiederholungen,
- Ausschluss vom Unterricht,
- Schulverweisen,
- Umschulungen auf Förderschulen.

Lernstörungen bzw. → Teilleistungsstörungen können diese Probleme noch verstärken und verkomplizieren. Dabei gilt das gehäufte gemeinsame, → komorbide Auftreten von ADHS und Lernstörungen und Teilleistungsstörungen als belegt. Kinder mit ADHS zeigen häufiger als Kinder ohne ADHS Störungen wie

- Legasthenie, d.h. eine massive und lang andauernde Störung des Erwerbs der Schriftsprache (die Betroffenen haben Probleme mit der Umsetzung der gesprochenen zur geschriebenen Sprache und umgekehrt) sowie
- Dyskalkulie, d.h. eine Entwicklungsverzögerung des mathematischen Denkens bei Kindern und Jugendlichen (und auch Erwachsenen).

Weiterhin zeigen ADHS-Kinder im Grundschulalter häufig aggressives Verhalten, was wiederum dazu führen kann, dass sie von den anderen

Kindern der Schulklasse abgelehnt werden: Die Untersuchung von → Peerbeziehungen bei Kindern und Jugendlichen mit ADHS ist das Ziel vieler empirischer Arbeiten. In einer Studie wurden die Klassenkameraden von Kindern mit und ohne ADHS über ihre Beziehungen zu Kindern mit und ohne ADHS befragt (Hoza et al. 2005). Die Kinder mit ADHS wurden sozial weniger präferiert, wurden weniger gemocht und häufiger abgelehnt als Kinder ohne ADHS. Zudem haben Kinder mit ADHS weniger dyadische Freunde (d.h., sie haben seltener Freunde, mit denen sie sich in einer Zweiergruppe organisieren) und sind wesentlich seltener mit den beliebtesten Schülern einer Klasse befreundet. Dies bedeutet, dass Kinder mit ADHS größere Schwierigkeiten als Gleichaltrige ohne ADHS haben, Freundschaften zu knüpfen und aufrechtzuerhalten. Als Folge kann ein verstärkt erlebter psychosozialer Stress auftreten.

Das folgende **Fallbeispiel** stellt einen achtjährigen Jungen mit ADHS vor. Luca, 8 Jahre alt, wird im Gespräch von seinen Eltern als sehr lebhaftes und aktives Kind beschrieben. Seit seiner Geburt habe Luca mehr geweint, sei schwieriger zu beruhigen gewesen und habe häufiger Einschlafprobleme gezeigt als seine zwei Jahre ältere Schwester. Laut dem Kinderarzt der Familie habe sich dies jedoch in einem normalen Rahmen bewegt. Im Kindergarten sei den Erzieherinnen aufgefallen, dass Luca motorisch sehr ungeschickt war. Daraufhin erhielt er regelmäßig Ergotherapie sowie zusätzliche Förderübungen im Kindergarten.
Erst mit der Einschulung spitzten sich die Schwierigkeiten zu: Bereits in den ersten Schulwochen wurde deutlich, dass Luca enorme Probleme hatte, ruhig zu sitzen und konzentriert zuzuhören. Immer wieder stand er auf, lief in der Klasse herum oder legte sich mit seinen Schulbüchern auf den Boden. Schnell fühlten sich die anderen Kinder gestört und reagierten ablehnend auf Luca. Dies führte wiederum dazu, dass Luca noch mehr provozierte. Immer wieder erhielten die Eltern in dieser Zeit verärgerte Anrufe der Klassenlehrerin. Nach einem halben Jahr war ihre Geduld erschöpft und sie schlug den Eltern eine Beschulung in einer Förderschule vor. Lucas Eltern reagierten erschrocken und ratlos. Während sie sich über mögliche Förderschulen informierten, erfuhren sie durch Zufall von einer privaten Schule eines kirchlichen Trägers. Lucas Eltern beschlossen, das monatliche Schulgeld von ca. 150 Euro in Kauf zu nehmen und

meldeten ihren Sohn an dieser Schule an. Bei einem Gespräch mit Lucas neuer Klassenlehrerin fiel das erste Mal der Begriff ADHS und die Eltern vereinbarten daraufhin einen Diagnostiktermin im nahe gelegenen Sozialpädiatrischen Zentrum. Nach einigen Wochen stand die Diagnose dann fest: ADHS. Dank dieser Diagnose entspannte sich das Verhältnis in der Familie merklich: Wurde bislang die Aufmerksamkeit und Kraft der Mutter vollständig von Luca absorbiert, sodass kaum Zeit für Tochter und Ehemann blieb, änderte sich dies nun schlagartig. Frau S. informierte sich ausführlich über ADHS und schloss sich einer Selbsthilfegruppe an. Dadurch fühlte sie, wie der Druck der Schuld immer geringer wurde: Bislang war sie davon ausgegangen, dass ihre fehlerhafte Erziehung Lucas Verhalten auslöste, jetzt wusste sie, dass hauptsächlich die genetische Veranlagung ADHS verursacht (auch Lucas Großvater väterlicherseits zeigte ähnliche Symptome). In der Schule kommt Luca nun gut mit. Lediglich im Deutschunterricht treten Schwierigkeiten auf. Darum nimmt Luca zusätzlich einmal in der Woche an einem speziellen Rechtschreibtraining teil, welches zusätzlich in der Schule angeboten wird. Außerdem geht Luca einmal in der Woche zum Konzentrationstraining des Schulpsychologischen Dienstes. Hier werden mit ADHS-Kindern in Gruppen Konzentrations- sowie Entspannungsübungen und -spiele durchgeführt, die Luca sehr viel Freude machen. Vor allem das Erlebnis, sich mit Gleichaltrigen auszutauschen, die ähnliche Probleme haben wie er selbst, beschreibt er als angenehm („Die sind ja alle so wie ich!"). Lucas Eltern sind bislang einer Medikation mit → MPH (siehe Kapitel 6) aus dem Weg gegangen, wissen aber wohl, dass diese Maßnahme in einer weiterführenden Schule unabdingbar sein könnte.

## Jugendliche mit ADHS

Im Jugendalter vermindert sich die motorische Unruhe, aber die Aufmerksamkeitsdefizite bleiben bestehen. Problematisch ist eine ADHS für Jugendliche aus mehreren Gründen. In dieser Zeit absolvieren Menschen Schulabschlüsse, die den Grundstein für die weitere berufliche Karriere legen. Jugendliche mit ADHS verlassen aufgrund dauerhafter Unaufmerksamkeit und Lernstörungen, eines Mangels an Durchhaltevermögen und Anstrengungsbereitschaft die Schule häufiger ohne Abschluss.

Weiterhin kann ein dem Entwicklungsstand nicht angepasstes Risikoverhalten auftreten. Dies äußert sich beispielsweise in aggressivem und delinquentem Verhalten oder im Fahrverhalten: Jugendliche mit ADHS fahren im Fahrsimulator öfter riskante Manöver (z.B. Kurven schneiden, risikoreiches Überholen anderer Fahrzeuge) als Jugendliche ohne ADHS und zeigen ein erhöhtes Unfallrisiko (Jerome et al. 2006). Und Jugendliche mit ADHS neigen aufgrund ihrer stärker ausgeprägten Impulsivität zu Alkohol- und/oder Drogenmissbrauch (Krause/Krause 2005).

In einer aktuellen Studie wurde der langfristige Verlauf → komorbider → oppositioneller Verhaltensstörungen und komorbider → Störungen des Sozialverhaltens über zehn Jahre hinweg bei Jungen mit ADHS untersucht. Ergebnis der Untersuchung ist, dass bei (alleiniger) zusätzlicher oppositioneller Verhaltensstörung ein erhöhtes Risiko für das Auftreten einer depressiven Störung besteht. Liegen oppositionelle Verhaltensstörung und Störung des Sozialverhaltens gemeinsam vor, führt dies ungleich häufiger zu Substanzmissbrauch, Rauchen und bipolaren Störungen (Biederman et al. 2008).

Im Jugendalter kann auch erstmals die sogenannte → Selbstmedikation auftreten. Es wurde beobachtet, dass Jugendliche und Erwachsene mit ADHS weitaus häufiger als Gleichaltrige ohne ADHS rauchen. Dies kann einerseits mit einer verminderten Impulskontrolle der ADHS-Betroffenen erklärt werden; andererseits weisen Studienergebnisse darauf hin, dass Nikotin bezüglich der → Dopaminregulation im → Frontallappen eine ähnliche Wirkung wie → MPH hat. Dies bedeutet, dass ADHS-Betroffene durch die Einnahme von Nikotin, also durch das Rauchen von Zigaretten, ihre Aufmerksamkeitsleistungen spürbar verbessern und sich somit quasi selbst behandeln können (Krause/Krause 2005).

## Erwachsene mit ADHS

In den letzten Jahren wurde in der Praxis vermehrt beobachtet, dass Erwachsene, bei deren Kindern ADHS diagnostiziert wurde, sich daraufhin selbst wegen dieser Problematik untersuchen lassen und bei positiver Diagnose in Behandlung begeben (Krause/Krause 2005).

Eine Erstdiagnose im Erwachsenenalter gestaltet sich aber besonders schwierig, da retrospektive Befragungen der Betroffenen und ihrer Familien notwendig sind. Zumeist haben sich die Betroffenen im Erwachsenenalter bereits mit der Störung „arrangiert“ und können (im positiven Fall) die ADHS durch verschiedene Kontrollmechanismen kompensieren (siehe Kapitel 3); oder sie zeigen (im negativen Fall) vielfältige zusätzliche Symptome (z. B. Depressionen), welche die ADHS überdecken können und somit die Feststellung einer ADHS erschweren (siehe Kapitel 5).

Außerdem glauben viele Ärzte, bei einer ADHS-Diagnose unbedingt die motorische Hyperaktivität bei ihren Patienten beobachten zu müssen. Jedoch verändert sich das Symptombild der ADHS: Nur 30 bis 60 % der betroffenen Erwachsenen zeigen weiterhin körperliche Hyperaktivität, das markante Merkmal äußerlicher Unruhe wandelt sich bei den meisten Betroffenen zu einer innerlichen Unruhe, die von außen nicht mehr zu beobachten ist. Für erwachsene ADHS-Patienten werden erst extrem lange Phasen ruhigen Sitzens oder Liegens unangenehm (z. B. bei Langstreckenflügen oder langwierigen Erkrankungen). Trotzdem ist bei manchen Patienten etwas Unruhe, beispielsweise sich ständig wiederholende Fußbewegungen, beobachtbar (Wender 1995).

Zudem können sowohl Kinder und Jugendliche als auch Erwachsene mit ADHS → Hyperfokussierung zeigen. Dies bedeutet, dass sie sich trotz der ADHS-typischen Unaufmerksamkeit in für sie spannende Tätigkeiten stark konzentriert hineinvertiefen können. Bei Kindern und Jugendlichen kann sich diese Fähigkeit auf das Spielen von Computerspielen oder das Lesen von Büchern beziehen (siehe Abbildung 9), während sie bei Erwachsenen zumeist im beruflichen Bereich sichtbar wird. Das heißt, ADHS-Erwachsene können sich so sehr in eine (berufliche) Beschäftigung vertiefen, dass sie Raum und Zeit vergessen.

Die Aufmerksamkeits- und Konzentrationsstörungen und die damit verbundene leichte Ablenkbarkeit bleiben im Gegensatz zur Hyperaktivität im Erwachsenenalter bestehen (persistieren) und führen zu Schwierigkeiten bei Ausbildung und Studium. In der Folge zeigen erwachsene ADHS-Betroffene oft eine geringere Schulbildung und suchen sich häufiger Berufe bzw. Umgebungen, in denen Aufmerksamkeit über einen längeren Zeitraum hinweg nicht dringend erforderlich ist. Hartmann formuliert diesen Aspekt als eine positive Eigenschaft der ADHS: Dadurch, dass ADHS-Betroffene die spezifische Fähigkeit besitzen, sich – ohne die Risiken wahrzunehmen – auf neue Aufgaben zu stürzen, sind sie besonders für freiberufliche und kreative Tätigkeiten geeignet (Hartmann 2006; siehe auch Kapitel 2).

Störungen, die durch Impulsivität verursacht sind, zeigen sich im Erwachsenenalter hauptsächlich durch:

- gesteigertes Redebedürfnis,
- schnelles Sprechen,
- Wutausbrüche,
- Wechsel von Arbeitsstellen und Partnerschaften.

Auch bezüglich des Essverhaltens kann die Impulsivität beobachtet werden: Erwachsene ADHS-Betroffene sind häufiger übergewichtig als Menschen ohne ADHS. Dementsprechend zeigte eine Studie in einer

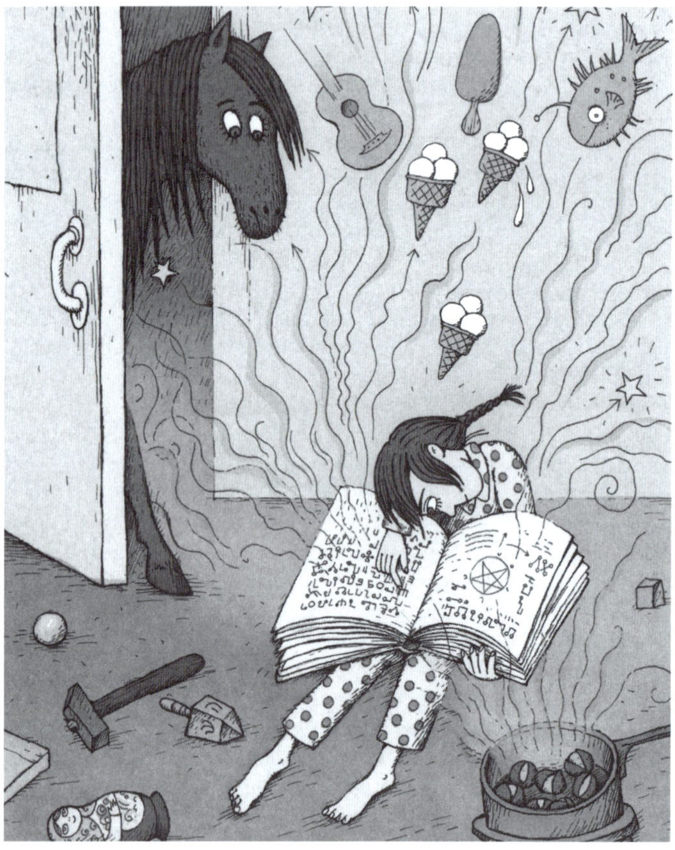

Abb. 9: Hyperfokussierung bei der ADHS (Biller / Konstantinov 2008; © 2008 Berlin Verlag GmbH)

Adipositas-Klinik, dass ADHS unter den Patientinnen dieser Klinik sehr verbreitet ist und einen bedeutenden Faktor für eine erfolglose Gewichtsreduktion im Rahmen der Therapie darstellt. Das heißt, die Adipositas-Patientinnen, die zusätzlich an ADHS litten, hatten weniger Erfolg in der Therapie und wiesen die häufigsten Rückfälle auf (Altfas, 2002).

Eine beeinträchtigte Selbstkontrolle (siehe Kapitel 3), wie sie bei der ADHS vorliegt, führt bei Erwachsenen oftmals zu Unordnung und Desorganisation in Privatleben und Beruf. Dies hat chaotische Zustände zur Folge, die von Außenstehenden (z.B. Partnern) äußerst negativ bewertet werden. Emotionale Labilität und Stressintoleranz sind weitere Kennzeichen der ADHS im Erwachsenenalter. Dies bedeutet, dass starke Stimmungsschwankungen auftreten können und die ohnehin schwächer ausgeprägte Selbstkontrolle in Stresssituationen noch geringer werden kann. Bei erwachsenen ADHS-Betroffenen ist weiterhin häufig eine Selbstwertproblematik festzustellen. Das bedeutet, die Betroffenen erwarten nicht, dass sie gute Leistungen überhaupt vollbringen können. Und werden sie für Erfolge gelobt, empfinden sie dies als Missverständnis.

ADHS-Patienten, die → komorbid unter einer → Störung des Sozialverhaltens leiden, haben als Erwachsene ein größeres Risiko, straffällig zu werden. Delinquenz und eine dissoziale Persönlichkeitsstörung zeigten sich bei etwa 15–30 % der betroffenen ADHS-Erwachsenen.

### *Exkurs: ADHS in verschiedenen Kulturen*

ADHS gibt es in allen Lebensstadien und auch in allen Kulturen. Trotzdem gehen Forscher davon aus, dass es Unterschiede in der Bewertung hyperaktiven Verhaltens gibt. Dies bedeutet, dass hyperaktives Verhalten in der einen Kultur als Problemverhalten gewertet wird, während es in einer anderen Kultur noch als Normverhalten gilt. Tatsächlich zeigte sich in aktuellen Studien, dass Eltern aus nicht-westlichen Kulturen (z.B. Marokko, Türkei) → externalisierendes Problemverhalten (also auch ADHS) bei ihren Kindern weniger häufig entdecken und sich weniger häufig darüber beklagen, als Eltern aus westlichen Kulturen, etwa in den Niederlanden (Zwirs et al. 2006). In einer weiteren Studie wurden Studenten anhand eines Selbstberichts nach einer Einschätzung ihrer persönlichen ADHS-Symptome befragt: Italienische Studenten gaben die meisten ADHS-Symptome (Unaufmerksamkeit, Hyperaktivität, Impulsivität) an, gefolgt von neuseeländischen und amerikanischen Studenten (DuPaul/Volpe 2001). Neuseeländische Studierende zeigten dabei höhere Raten bei Unaufmerksamkeit im Vergleich zu amerikanischen Studierenden.

Dies bedeutet, dass, obwohl ADHS in allen Kulturen vorzukommen scheint, die Fremd- und Selbsteinschätzung des ADHS-typischen Verhaltens unterschiedlich ist.

### Merksatz

**ADHS ist alters- und kulturübergreifend verbreitet. Da es keine Erstmanifestation der ADHS im Erwachsenenalter gibt, muss die Auftretenswahrscheinlichkeit aus der → Prävalenz der ADHS im Kindesalter geschätzt werden. Diese Schätzung ergibt: Bei 1/3 bis 2/3 der betroffenen Kinder bleibt ADHS bis in das Erwachsenenalter bestehen.**

### Internet

Informationen einer Arbeitsgruppe „ADHS im Erwachsenenalter“: http://www.zi-mannheim.de/adhs_erw.html

### Film

Bundesverband Arbeitskreis Überaktives Kind (2002): Störfälle? – Frühe Zeichen, frühe Hilfen – ADHD-Kinder zwischen Säuglings- und Vorschulalter

### Literatur

**Brandau, H., Kaschnitz, W.** (2008): ADHS im Jugendalter: Grundlagen, Interventionen und Perspektiven für Pädagogik, Therapie und Soziale Arbeit.

**Krause, J., Krause, H.-J.** (2005): ADHS im Erwachsenenalter.

**Neuhaus, C.** (2007): Hyperaktive Jugendliche und ihre Probleme: Erwachsen werden mit ADS. Was Eltern tun können.

# 5

# Wie kann ADHS festgestellt werden?

*Da sich die Symptome der ADHS im Laufe der Entwicklung verschieben oder komplett verändern können, ist eine entwicklungsangepasste ADHS-Diagnostik von großer Bedeutung. Diese soll im folgenden Kapitel beschrieben werden.*

## Diagnostik der ADHS bei Kindern und Jugendlichen

Wesentlich ist der Einsatz multipler Diagnosemethoden zu Hause und im Kindergarten bzw. in der Schule. Somit sollten Bestandteile der ADHS-Diagnostik im Kindesalter sein:

- eine ausführliche Anamnese (Ermittlung der Vorgeschichte des Kindes von der Schwangerschaft / Geburt an),
- eine Verhaltensbeobachtung (zu Hause und im Kindergarten bzw. in der Schule),
- eine Leistungs- und Aufmerksamkeitsdiagnostik (z. B. mit einem Intelligenztest und einer → Go-NoGo-Aufgabe),
- die Erfassung der Emotionalität des Kindes (z. B. durch ein Interview oder einen Fragebogen),
- eine neurologische Untersuchung (z. B. → EEG; dieses ist vor allem dann wichtig, wenn eine Medikation angedacht ist).

Die umfassenden und vielfältigen Methoden, die in den Leitlinien der Deutschen Gesellschaft für Kinder- und Jugendpsychiatrie gefordert werden, verdeutlichen, wie komplex und zeitaufwendig ein ADHS-Diagnoseverfahren ist. Dies bedeutet auch, dass unbedingt mehrere Termine mit Kind, Eltern und Kindergärtnerin bzw. Lehrerin notwendig sind.

**Kleinkind- und Vorschulalter.** Im Kleinkind- und Vorschulalter sollten bei einem Verdacht auf ADHS eine ausführliche und genaue Befragung der Eltern und Kindergärtnerinnen sowie Verhaltensbeobachtungen erfolgen. Gerade in diesem Alter kann eine übermäßige motorische Aktivität entwicklungsangemessen und eine ADHS-Diagnose somit unangebracht sein.

**Grundschulalter.** Mit der Einschulung treten zumeist die ernsthaftesten Probleme der ADHS-Kinder zu Tage. Da also die Schulsituation an sich (z. B. durch langes Stillsitzen, längeres konzentriertes Bearbeiten von Aufgaben) viele Schwierigkeiten verursacht, die mit ADHS zusammenhängen, sollten bei einer ADHS-Diagnostik von Kindern im Grundschulalter speziell die folgenden Methoden zum Einsatz kommen:

- Interview mit dem Lehrer,
- Sichtung der vorhandenen Schulzeugnisse,
- Ausfüllen von Rating-Skalen durch den Lehrer,
- direkte Beobachtungen des Verhaltens des Kindes im Unterricht und in den Schulpausen,
- Erfassung der Leistungen des Kindes,
- Interview mit den Eltern,
- Ausfüllen von Rating-Skalen durch die Eltern.

Eine Besonderheit der Diagnostik im Grundschulalter ist die direkte Beobachtung des Verhaltens des Kindes in einer spezifischen Situation, nämlich im Klassenraum während des Unterrichts. Typischerweise dauern solche Beobachtungseinheiten etwa 10-30 Minuten und sollten an mehreren Tagen wiederholt werden, um die Repräsentativität der Ergebnisse zu stärken. Zudem sollten auch variierende schulische Situationen beobachtet werden. Das bedeutet, Beobachter sollten Stillarbeit und Instruktionsphasen im Unterricht in verschiedenen Fächern (z. B. Mathematikunterricht versus Kunstunterricht), aber auch das Verhalten des Kindes auf dem Pausenhof beobachten. Für solche Beobachtungen in Schulen existieren mittlerweile gut geeignete Beobachtungsbögen und -schemata (z. B. Döpfner et al. 2006).

**Jugendalter.** Jugendliche, bei denen erstmals der Verdacht auf ADHS ausgesprochen wird, sollten zunächst selbst befragt werden. Dazu können unstrukturierte Interviews (d. h., offene Fragen sollen die Jugendlichen zum Erzählen über Problembereiche anregen) dienen oder auch Interviews, die dem Selbstbeurteilungsbogen für hyperkinetische Störungen (SBB-HKS von Döpfner et al. 2006) zugrunde liegen. Der SBB-HKS erfasst Aufmerksamkeitsstörungen, Überaktivität und Impulsivität, und ist für Kinder und Jugendliche zwischen 11 und 18 Jahren konzipiert. Dieser Bogen eignet sich zur Bestimmung der Symptomausprägung aus der Sicht des betroffenen Jugendlichen, zum Vergleich verschiedener Beurteiler (Eltern, Lehrer) sowie zur Feststellung von Therapieeffekten im Sinne einer Verlaufskontrolle aus der Sicht des Patienten.

Zusätzlich sollten auch alle für das Grundschulalter vorgeschlagenen Diagnoseinstrumente zum Einsatz kommen (Interview mit Eltern und Lehrer, Sichtung der vorhandenen Schulzeugnisse, Ausfüllen von Rating-Skalen durch die Eltern und Lehrer, direkte Beobachtungen des Verhaltens des Jugendlichen, Erfassung der Leistungen des Jugendlichen).

## Diagnostik der ADHS bei Erwachsenen

Zur Diagnostik der ADHS im Erwachsenenalter wird die Anwendung von Interviews, Selbstbeurteilungsskalen, Fremdanamnesen und testpsychologischen Untersuchungen empfohlen (Krause / Krause 2005).

Kernaussage

**Bei einer Erstdiagnose der ADHS im Erwachsenenalter ist besondere Vorsicht geboten, weil 1. eine Erstmanifestation der Erkrankung in diesem Alter nicht plausibel ist und 2. jahrzehntelange Anpassungsprozesse, welche die Kernsymptome verschleiern können, zu erwarten sind.**

**Interview.** In einem semi-strukturierten Interview (d. h., Fragen sind zum Teil ähnlich wie in einem Fragebogen vorgegeben und zum Teil offen formuliert) sollen folgende Aspekte abgedeckt werden:

- aktuelle Beschwerden,
- Kindheitsanamnese und
- Familienanamnese.

Bei den aktuellen Beschwerden sollten vor allem Konzentrationsfähigkeit, Ablenkbarkeit, innere Unruhe, körperliche Unruhe, Arbeitsverhalten, Ausbildungsstand, eventuell vorhandene → Teilleistungsstörungen, Selbstkontrolle sowie Substanzmissbrauch oder Substanzabhängigkeit (z. B. → Selbstmedikation oder Alkoholmissbrauch, um sich entspannen zu können) erfasst werden. Entsprechende Fragen sind wichtig, um die aktuellen Beeinträchtigungen in Berufs-, Privat- und Familienleben abschätzen zu können.

Bezüglich der Kindheitsanamnese ist es von Bedeutung, die Betroffenen dazu anzuregen, alle Auffälligkeiten, die ihnen im Nachhinein berichtet wurden oder die sie selbst miterlebt haben, zu erwähnen. Solche Auffälligkeiten können beispielsweise Schwangerschaft und Geburt und / oder die frühkindliche Entwicklung (verzögerter Beginn von Laufen und Sprechen) betreffen; außerdem gehören dazu Hinweise auf Teilleistungsstörungen, Anpassungsstörungen im Kindergarten und Lernstörungen in der Grundschule. Ein *Ausschlusskriterium* für ADHS sind fehlende Berichte und Hinweise über Schwierigkeiten in der Schule bzw. beim Erledigen der Hausaufgaben. Aufschlussreich sind in diesem Zusammenhang alte Schulzeugnisse, die im Idealfall auch eine schriftliche Beurteilung der Lehrer beinhalten.

Da wir beim gegenwärtigen Wissensstand von einer Erblichkeit der ADHS ausgehen, sind Angaben zur Familienanamnese unabdingbar. Die Befragung sollte neben der Entwicklung der Geschwister auch die Entwicklung der Eltern (beruflich und privat) umfassen.

Interviewverfahren sollten sich streng an den im → DSM festgelegten ADHS-Kriterien für Kinder und Jugendliche orientieren und selbstverständlich die Verschiebung bzw. Veränderung der Symptomatik im Erwachsenenalter berücksichtigen (Kapitel 4). Die folgenden deutschsprachigen Instrumente sind zu empfehlen:

- Wender-Reimherr-Interview (WRI) aus den Homburger ADHS-Skalen für Erwachsene (Rösler et al. 2007),
- Deutsche Kurzform der Wender-Utah-Rating-Scale (WURS-K) zur retrospektiven Erfassung der Symptome im Kindesalter aus den Homburger ADHS-Skalen für Erwachsene (Rösler et al. 2007),
- ADHS-Fragebogen für Erwachsene (FEA-ASB & FEA-FSB; Döpfner et al. 2006),
- ADHS Selbstbeurteilungsskala (ADHS-SB) aus den Homburger ADHS-Skalen für Erwachsene (Rösler et al. 2007),
- Aufmerksamkeitsdefizitskala für Erwachsene (ADSA; Triolo / Murphy 1996),
- Conners ADHS bei Erwachsenen Rating Skala (CAARS; Conners et al. 1999),
- Selbstreportskala für Erwachsene mit ADHS (ASRS-v1.1; Murphy / Adler 2004).

**Fremdanamnese.** Ideal wäre es, eine Befragung der Eltern bzw. ehemaligen Lehrer im Sinne einer Fremdanamnese vorzunehmen. Zur Elternbefragung könnte der Elternbeurteilungsbogen verwendet werden.

Elternbeurteilungsbogen Parents' Rating Scale nach Wender 1995 (ADHS ist bei einem Gesamtwert von 12 wahrscheinlich)

Beurteilen Sie bitte, inwieweit Ihre Tochter / Ihr Sohn zwischen dem Alter von 6 und 10 Jahren folgende Verhaltensweisen aufwies:

1. unruhig-hyperaktiv

| 0 | 1 | 2 | 3 |
|---|---|---|---|
| gar nicht | etwas | deutlich | sehr viel |

2. erregbar-impulsiv

| 0 | 1 | 2 | 3 |
|---|---|---|---|
| gar nicht | etwas | deutlich | sehr viel |

3. störte andere Kinder

| 0 | 1 | 2 | 3 |
|---|---|---|---|
| gar nicht | etwas | deutlich | sehr viel |

4. fing etwas an und führte es nicht zu Ende, kurze Aufmerksamkeitsspanne

| 0 | 1 | 2 | 3 |
|---|---|---|---|
| gar nicht | etwas | deutlich | sehr viel |

5. zappelte dauernd

| 0 | 1 | 2 | 3 |
|---|---|---|---|
| gar nichtetwas | deutlich | sehr viel | |

6. leicht abgelenkt

| 0 | 1 | 2 | 3 |
|---|---|---|---|
| gar nicht | etwas | deutlich | sehr viel |

7. Wünsche mussten sofort erfüllt werden, war leicht zu frustrieren

| 0 | 1 | 2 | 3 |
|---|---|---|---|
| gar nicht | etwas | deutlich | sehr viel |

8. weinte häufig

| 0 | 1 | 2 | 3 |
|---|---|---|---|
| gar nicht | etwas | deutlich | sehr viel |

9. Stimmung wechselte rasch und extrem

| 0 | 1 | 2 | 3 |
|---|---|---|---|
| gar nicht | etwas | deutlich | sehr viel |

10. neigte zu Wutausbrüchen und unvorhersagbarem Verhalten

| 0 | 1 | 2 | 3 |
|---|---|---|---|
| gar nicht | etwas | deutlich | sehr viel |

Häufig gestaltet es sich jedoch unmöglich, nahe Verwandte, die das Aufwachsen des Betroffenen miterlebt haben, zu befragen. In diesem Fall sollte zumindest eine Befragung derzeitiger Lebenspartner, Mitbewohner oder guter Freunde erfolgen. Hierzu können die folgenden Instrumente genutzt werden:

- ADHS-Diagnostische Checkliste (ADHS-DC) aus den Homburger ADHS-Skalen für Erwachsene (Rösler et al. 2007),
- ADHS-Fragebogen für Erwachsene (FEA-AFB & FEA-FFB; Döpfner et al. 2006).

Zur Feststellung einer ADHS im Erwachsenenalter haben sich die Wender-Utah Kriterien bewährt; diese können nicht nur retrospektiv durch die Eltern (siehe Abbildung 10), sondern auch durch den Patienten selbst eingeschätzt werden. Aufmerksamkeitsstörung und motorische Hyperaktivität müssen vorliegen (somit wird mit diesen Kriterien nur der kombinierte Typ gemäß → DSM-IV-TR diagnostiziert; siehe Kapitel 1) und mindestens zwei weitere Aspekte müssen erfüllt sein (zitiert nach einer Stellungnahme der Bundesärztekammer zur ADHS im Erwachsenenalter, http://www.bundesaerztekammer.de/page.asp?his=0.7.47.3161.3163.3169&all=true):

- Aufmerksamkeitsstörung: das Unvermögen, Gesprächen aufmerksam und konzentriert zu folgen, eine erhöhte Ablenkbarkeit (irrelevante Stimuli können nicht abgefiltert werden) und Vergesslichkeit (z. B. häufiges Verlieren von Alltagsgegenständen wie Autoschlüssel oder Brieftasche).

- Motorische Hyperaktivität: innere Unruhe, „Nervosität" (im Sinne eines Unvermögens, sich entspannen zu können), Unfähigkeit, sitzende Tätigkeiten durchzuhalten, z. B. am Tisch still zu sitzen, Spielfilme im Fernsehen anzusehen, Zeitung zu lesen; stets „auf dem Sprung" sein; bei Inaktivität treten gehäuft dysphorische, depressive Stimmungslagen auf.
- Affektlabilität: der Wechsel zwischen normaler bzw. niedergeschlagener Stimmung und leichter Erregung (mit einer Dauer von einigen Minuten bis maximal einigen Tagen); die niedergeschlagene Stimmungslage wird von den Betroffenen häufig als Unzufriedenheit oder Langeweile beschrieben.
- Desorganisiertes Verhalten: unzureichend strukturierte, geplante und organisierte Aktivitäten; diese Desorganisation wird im Zusammenhang mit der Arbeit, der Haushaltsführung oder mit schulischen Aufgaben berichtet. Aufgaben werden häufig nicht zu Ende gebracht, die Patienten wechseln planlos von einer Aufgabe zur nächsten und lassen ein gewisses „Haftenbleiben" vermissen. Unsystematische Problemstrategien liegen vor, weiterhin finden sich Schwierigkeiten in der zeitlichen Organisation und die Unfähigkeit, Zeitpläne oder Termine einzuhalten.
- Affektkontrolle: andauernde Reizbarkeit, verminderte Frustrationstoleranz und in der Regel kurzfristige Wutausbrüche, die häufig eine nachteilige Wirkung auf die Beziehung zu Mitmenschen haben; typisch ist auch eine erhöhte Reizbarkeit im Straßenverkehr.
- Impulsivität: Dazwischenreden, Unterbrechen anderer im Gespräch, Ungeduld, impulsives Geldausgeben sowie das Unvermögen, Handlungen im Verlauf zu verzögern, ohne dabei Unbehagen zu empfinden.
- Emotionale Überreagibilität: überschießende emotionale Reaktionen auf alltägliche Stressoren. Die Patienten beschreiben sich selbst als schnell „belästigt" oder gestresst.

Liegen also neben Aufmerksamkeitsstörung und motorischer Hyperaktivität (kombinierter ADHS-Typ) noch zwei zusätzliche Kriterien vor, kann ADHS diagnostiziert werden.

**Testpsychologische Untersuchungen.** Tests, die bisher häufig verwendet worden sind, messen → exekutive Funktionen, wie beispielsweise Konzentration, Dauerkonzentration, Arbeitsgedächtnis, Inhibition und Flexibilität (siehe Kapitel 2). Der Einsatz testpsychologischer Instrumente zur Diagnose einer ADHS im Erwachsenenalter ist jedoch äußerst umstritten, da bislang keine konsistenten Ergebnisse festgestellt werden konnten. Somit ist nicht klar, was ein Testergebnis im Einzelfall bedeutet. Viele Studien konnten außerdem zeigen, dass erwachsene ADHS-Patienten im Vergleich zu gesunden Kontrollpersonen keine oder kaum schlechtere Ergebnisse in neuropsychologischen Tests vorweisen.

Die vermuteten Gründe für fehlende Übereinstimmung in den Untersuchungsergebnissen sind a) mögliche Kompensationsmechanismen, die erwachsene ADHS-Patienten bezüglich ihrer Problematik entwickelt haben und b) mangelnde Diagnosekriterien für eine ADHS im Erwachsenenalter, was die Vergleichbarkeit der Testteilnehmer erschwert. In diesem Bereich besteht also noch dringender Forschungsbedarf.

## Internet

Leitlinien für Diagnostik der Deutschen Gesellschaft für Kinder- und Jugendpsychiatrie, Psychosomatik und Psychotherapie e.V.:

http://www.dgkjp.de/de_leitlinien_162.html

ADHS-Klassifikationen / Leitlinien der Arbeitsgemeinschaft der wissenschaftlichen medizinischen Fachgesellschaften:

http://www.uni-duesseldorf.de/AWMF/ll/028-019.htm

## Literatur

**DuPaul, G. J., Stoner, G.** (2004): ADHD in the Schools.

**Krause, J., Krause, H.-J.** (2005): ADHS im Erwachsenenalter.

# 6

# Wie kann ADHS behandelt werden?

*Empirische Untersuchungen weisen auf die Wirksamkeit bzw. Effektivität einer kombinierten Behandlung (kognitive Verhaltenstherapie und Medikamente) der ADHS hin. Im folgenden Kapitel werden neben diesen beiden zentralen Behandlungsformen auch unterstützende Therapiemaßnahmen und weitere Therapiemethoden vorgestellt.*

Die Palette möglicher ADHS-Trainings oder -Therapien ist sehr vielfältig. In jedem Fall sollte jedoch der erste Schritt eine umfassende Beratung aller Betroffenen und Beteiligten sein.

## Beratung und Psychoedukation

Ein wichtiger Bestandteil der ADHS-Behandlung ist die Beratung der betroffenen Eltern, Lehrer und Patienten. Im Rahmen dieser Beratung sollte auch über das Störungsbild ADHS informiert werden (→ Psychoedukation). Zur Erläuterung des Störungsbildes kann das Modell von Döpfner und Kollegen (2000; siehe auch Kapitel 2, Abbildung 5) herangezogen werden. Vor allem für Eltern hat sich dieses Modell als entlastend erwiesen, weil dadurch deutlich wird, dass ADHS nicht durch Umweltfaktoren (z.B. durch einen spezifischen Erziehungsstil) verursacht werden kann. Zudem zeigt das Modell verschiedene Behandlungsmöglichkeiten auf. Im Rahmen einer Psychoedukation als Bestandteil der ADHS-Beratung sollte folglich erwähnt werden, dass:

- ADHS (zumeist) vererbt wird,
- ADHS am effektivsten durch eine Kombination verschiedener Behandlungsmöglichkeiten gebessert werden kann.

## Maßnahmen im Alltag

Folgende Maßnahmen seitens der Eltern haben sich im alltäglichen Leben von Familien mit ADHS-Kindern bewährt (nach Krowatschek 2004 und Wender 2000):

- das Gespräch mit den Lehrern suchen und hierbei auf eine gute Zusammenarbeit hinwirken,
- einen strukturierten, organisierten Tagesablauf einhalten; am besten jeden Tag zur gleichen Zeit aufstehen, frühstücken, zu Mittag essen, die Hausaufgaben erledigen usw.,
- das ADHS-Kind häufig loben, auch für kleine bewältigte Aufgaben,
- für ein bestimmtes Verhalten, welches das Kind selbst gerne zeigen möchte (z. B. regelmäßig Hausaufgaben erledigen, beim Tischdecken helfen), → Verstärkerpläne einsetzen,
- eventuell Auszeiten verwenden, d. h., in ausweglosen Situationen, in denen sich die Interaktionsstörung zwischen Eltern und Kind zuspitzt und eine Lösung des Problems nicht in Sicht ist, das Kind für eine kurze Zeit aus der Situation nehmen und in eine stimulationsarme Umgebung bringen,
- Regeln aufstellen; diese sollten klar und unmissverständlich sein, konsequent eingehalten werden, und Sanktionen sollten vorhersehbar sein.

Auch Therapiemaßnahmen im Alltag betroffener ADHS-Erwachsener beziehen sich – wie auch die o. g. Maßnahmen für Kinder und Jugendliche – auf eine klare Strukturierung und Organisation des Tagesablaufs (nach Hartmann 2006). Hier einige Beispiele:

- Regale oder andere Ordnungssystemen nutzen, um Dinge zu sortieren und zu verstauen,
- mehrere Wecker verwenden, um morgens aus dem Bett zu kommen,
- To-do-Listen, Zeitpläne und Tages-Checklisten erstellen (eventuell am Computer),
- als Zuhörer bei Vorträgen oder Vorlesungen immer in der ersten Reihe sitzen, um Ablenkungen zu minimieren,
- tagsüber Ohropax verwenden, um störende und ablenkende Geräusche aus der Umgebung zu vermindern,
- realistische Zeitumfänge für bestimmte Aufgaben einplanen,

- Aufmerksamkeitsspanne und Konzentration trainieren (z.B. durch Kino- und Museumsbesuche),
- große Aufgaben in Teilziele bzw. Teilschritte untergliedern,
- störungsfreie Zonen schaffen (z.B. dann arbeiten, wenn andere schlafen, sich für die Beendigung großer Projektaufgaben in Hotelzimmer / Ferienhaus zurückziehen),
- reflektieren und sich bewusst machen, was man gut kann und was man nicht gut kann,
- bei zu starker Impulsivität Entscheidungen um einen Tag verschieben (z.B. das Versenden von Briefen oder E-Mails).

## Elterntrainings

Bei der Behandlung betroffener Kinder und Jugendlicher sollten die Eltern selbstverständlich und generell mit einbezogen werden. Eine Möglichkeit besteht darin, den Eltern ein spezielles Training zukommen zu lassen, z.B. das Kompetenztraining für Eltern sozial auffälliger Kinder und Jugendlicher (KES) nach Lauth und Heubeck (2006), welches sich explizit an Eltern von Kindern mit ADHS bzw. mit → Störungen des Sozialverhaltens richtet. Die Eltern sollen in diesem Training lernen, mit schwierigen Alltagssituationen besser und konstruktiver umzugehen. Hierfür werden konkrete Beispiele aus dem Alltag der teilnehmenden Eltern und Familien (z.B. zu Bett gehen, gemeinsame Mahlzeiten) aufgegriffen. Dadurch, dass das Training als Gruppentraining stattfindet, gibt es zudem viele Austauschmöglichkeiten mit anderen betroffenen Eltern. Die Wirksamkeit des KES wurde in mehreren Forschungsprojekten wissenschaftlich belegt (Lauth et al. 2007). So konnten teilnehmende Eltern nach dem Training einen Anstieg ihrer Familienmanagementfähigkeit und ihres konstruktiven Erziehungsverhaltens verzeichnen und zeigten nach einem Training weniger Belastung durch Stress als davor.

## Pädagogisch-psychologische Therapien

Da die ADHS vor allem im schulischen Bereich negative Auswirkungen für die betroffenen Kinder und Jugendlichen hat, sollte ein Schwerpunkt auf pädagogisch-psychologischen Therapien liegen. Diese sollten beinhalten: Konzentrationstrainings, Gedächtnis- und Lernstrategietrainings und Selbstregulationstrainings (Wenn-dann-Pläne).

**Konzentrationstrainings.** Ein gezieltes Konzentrationstraining wird üblicherweise während der Förderstunden in Schulen angeboten. Es kann aber durchaus Inhalt der regulären Schulstunden sein. Die Kinder ohne Aufmerksamkeitsstörungen könnten in dieser Zeit alternative Aufgaben (z. B. ein Bild malen oder eine Geschichte schreiben) erledigen. Ziel des Konzentrationstrainings ist, das Arbeitsverhalten und den Arbeitsstil der Kinder mit Aufmerksamkeitsproblemen zu verbessern. Pro Tag sollte 10–15 Minuten geübt werden und dies über einen Zeitverlauf von etwa vier Wochen. Krowatschek und andere (siehe drei Literaturempfehlungen am Ende des Kapitels) haben geeignete Aufgaben als Materialien für verschiedene Altersstufen und Schulklassen gesammelt und als Kopiervorlagenmappe im Marburger Konzentrationstraining veröffentlicht. Zum Beispiel sollen Kinder zur Förderung der Selbstwahrnehmung und der Wahrnehmung anderer zwischen klugen (rationalen) und dummen (irrationalen) Gedanken unterscheiden (z. B. „Ich könnte ausrasten, wenn ich anfange nervös zu werden. Ist das ein kluger oder ein dummer Gedanke?“). Dies kann den Kindern helfen, Handlungsmodelle für schwierige Situationen zu finden.

**Gedächtnis- und Lernstrategietrainings.** Gedächtnis- und Lernstrategietrainings zielen darauf ab, dass Kinder mit ADHS praktisch anwendbare Strategien erlernen, die ihnen helfen sollen, Aufgaben im Unterricht bzw. Hausaufgaben richtig zu lösen. Pädagogisch-psychologische Forschung konnte zeigen, dass Kinder mit und ohne ADHS Gedächtnis- und Lernstrategien nicht automatisch bzw. intuitiv anwenden, sondern nur über Training erlernen können. Folgende Gedächtnisstrategien können die Kinder üben, um sich Lernstoff aus dem Unterricht besser merken zu können (Sternberg / Williams 2002):

- Orte-Methode (die zu erinnernden Items werden mit den Orten eines bekannten Weges verknüpft, z. B. Kirche, Kreuzung auf dem Schulweg),
- Schlüsselwortmethode (diese Methode sollte nur bei schwer zu erlernenden Vokabeln und nicht bei allen Vokabeln angewendet werden; eine zu lernende Vokabel wird mit einem ähnlich klingenden Wort der Muttersprache verknüpft, z. B. die englische Vokabel „cat“ soll gelernt werden, cat klingt gesprochen ähnlich wie das deutsche Wort Bett und so kann man sich eine Katze im Bett vorstellen),
- interaktive mentale Bilder (die Items, welche gelernt werden sollen, sind in einem möglichst lebhaften und sinnvollen mentalen Bild repräsentiert),

- kategoriales Clustern (Items, die gelernt werden sollen, werden in sinnvollen Einheiten geordnet),
- Listenbildung (eine bereits gelernte Liste wie z. B. die Zahlen werden mit den zu erinnernden Items verknüpft, z. B. „Eins = Berlin, Zwei = Hamburg, Drei = München, Vier = Köln, Fünf = Frankfurt am Main", um die fünf größten Städte in Deutschland zu erinnern),
- Acronyme (Anfangsbuchstaben der Wörter einer zu lernenden Listen werden zu einem (sinnvollen) Wort verknüpft, z. B. „VOGEN" für die Big Five Persönlichkeitseigenschaften Verträglichkeit, Offenheit, → Gewissenhaftigkeit, Extraversion, → Neurotizismus)
- Acrostics (siehe Acronyme, statt eines Wortes wird ein Satz gebildet, z. B. „Mein Vater erklärt mir jeden Samstag unsere neun Planeten" für die Planeten: Merkur, Venus, Erde, Mars, Jupiter, Saturn, Uranus, Neptun, Pluto).

Ebenso haben sich die folgenden Lernstrategien als hilfreich erwiesen:

- sich bewusst machen, was Sinn und Zweck des Lernens ist,
- sich bewusst machen, wo die persönlichen Schwächen und Stärken beim Lernen von bestimmten Inhalten liegen,
- Unterschiede zwischen den Lernanforderungen der Schulfächer kennen,
- das Wissen, wie schrittweise geplant und vorgegangen werden sollte, um zu einem Ziel zu gelangen,
- Wissen über Evaluations- und Bewertungsstrategien der eigenen Arbeit bzw. Aufgabenlösung, um Fehler entdecken und beheben zu können.

Diese Strategien müssen (ebenso wie die Gedächtnisstrategien) bewusst erlernt und geübt werden und treten nicht automatisch auf.

**Selbstregulationstrainings.** Es hat sich weiterhin gezeigt, dass vor allem Kinder mit ADHS von Wenn-dann-Plänen profitieren (siehe Kapitel 3). Diese Wenn-dann-Pläne können selbstverständlich auch im Unterricht genutzt werden. Eine ADHS-Problematik, die häufig im Unterricht zutage tritt und Schwierigkeiten im Unterrichtsablauf verursacht, ist, dass die betroffenen Kinder sich nicht melden und mit den Antworten „herausplatzen". Hier können Wenn-dann-Pläne folgendermaßen angewendet werden: „Stopp: Immer wenn ich eine Antwort weiß, dann warte ich, bis der Lehrer mich aufruft." oder „Stopp: Immer wenn der

Lehrer eine Frage stellt, dann melde ich mich und warte, bis ich aufgerufen werde."

Weiterhin können Wenn-dann-Pläne bei folgenden Problemen im Unterricht eingesetzt werden:

- die Arbeit beginnen, ohne die Instruktion des Lehrers abzuwarten (z. B. „Wenn der Lehrer LOS sagt, dann beginne ich zu arbeiten"),
- unruhig sitzen bei Stillarbeiten (z. B. „Wenn ich eine Aufgabe still bearbeiten muss, dann sitze ich ganz ruhig"),
- stören des Unterrichts durch lautes Hineinreden (z. B. „Wenn der Lehrer STOPP sagt, dann bin ich still"),
- vergessen, die Hausaufgaben im Aufgabenheft zu notieren (z. B. „Wenn die Hausaufgaben angesagt werden, dann schreibe ich mir diese sofort auf").

## Effektivität von Lern- und Selbstregulationsstrategietrainings

In einer aktuellen Studie haben wir (Gawrilow et al. 2009c) den Nutzen von Lernstrategien und Selbstregulationsstrategien für Sechst- und Siebtklässler mit und ohne ADHS untersucht. Dazu haben wir insgesamt 116 Kinder eingeladen, die in Gruppen an unterschiedlichen Trainings teilgenommen haben und uns zwei Wochen lang in einem Internettagebuch von ihrem Fortschritt berichten und uns Rückmeldung geben sollten.

Die Kinder wurden nach dem Zufallsprinzip zwei verschiedenen Trainingsprogrammen zugeteilt. Die eine Hälfte der Kinder nahm an einem Lernstrategietraining teil: Diese Kinder erlernten durch Demonstrationen und Übungen, welche Lernstrategien (z. B. visuelles oder auditives Lernen) für sie persönlich am Besten geeignet sind.

Die andere Hälfte der Kinder nahm zusätzlich an einem Selbstregulationsstrategietraining teil. Hier wurde den Kindern eine neue Selbstregulationsstrategie präsentiert (Stadler et al. 2009). Diese beinhaltete das sogenannte MCII:

- Mentales Kontrastieren (MC; Oettingen 1997) und
- Wenn-dann-Pläne (II; Gollwitzer 1999; siehe auch Kapitel 3)

**Mentales Kontrastieren** bezieht sich auf Zukunftsdenken und auf die Frage, wie aus Erwartungen und Phantasien verbindliche Ziele werden, die zum Handeln verpflichten. Die Schüler, die an der genannten Studie teilnahmen, sollten zunächst an ihr wichtigstes aktuelles schulisches Ziel denken (z.B. in der nächsten Mathe-Klassenarbeit gut abschneiden). Danach sollten sie abwechselnd an positive Aspekte der Zukunft (z.B. wie sehr sich die Eltern über eine gute Note freuen würden) und hinderliche Aspekte der gegenwärtigen Realität (z.B. wie wenig Lust sie zum Lernen haben) denken. Durch das gedankliche Ausmalen dieser beiden Aspekte werden Zukunft und gegenwärtige Realität gleichzeitig zugänglich und die Realität erscheint der erwünschten Zukunft als im Wege stehend (Oettingen et al. 2001).

Würde sich ein Schüler ausschließlich positive Aspekte der Zukunft (wie z.B. beim Schwelgen) oder ausschließlich negative Aspekte der gegenwärtigen Realität (wie z.B. beim Grübeln) gedanklich vorstellen und ausmalen, würde keine Handlungsnotwendigkeit entstehen. Denn der Schüler wäre dann jeweils schon von einem positiven oder negativen Ausgang überzeugt, sodass er gar nichts mehr tun muss, um sein Ziel zu erreichen.

Die Studie zeigte, dass durch mentales Kontrastieren eine starke Zielbindung entsteht. Die Schüler waren nach dem mentalen Kontrastieren motiviert, ihr Ziel umzusetzen, und konnten sich somit auf das Erlernen weiterer Strategien, die sie näher an das Ziel bringen, einlassen. Hierzu erlernten sie die Nutzung von Wenn-dann-Plänen.

Diese Wenn-dann-Pläne wurden gemeinsam mit den Schülern erarbeitet. Zunächst sollten die Schüler überlegen, welcher Zeitpunkt in ihrem Alltag besonders geeignet ist zur Durchführung zielführender Handlungen. Wenn also das Ziel ist, in der nächsten Mathe-Arbeit gut abzuschneiden, sollten die Kinder an Zeitpunkte denken, an denen sie für diese Mathe-Klassenarbeit am besten/liebsten lernen würden. Dieser Zeitpunkt sollte dann in den Wenn-Teil des Wenn-dann-Plans eingefügt werden (z.B. immer nach dem Abendessen). Im Dann-Teil sollten die Schüler Verhaltensweisen einfügen, von denen sie glauben, dass sie hilfreich zur Zielerreichung sind (z.B. jeden Tag 30 Minuten Mathe-Übungsaufgaben lösen). Der Wenn-dann-Plan würde dementsprechend lauten: Immer wenn ich mit dem Abendessen fertig bin, dann übe ich 30 Minuten lang Matheaufgaben Ein weiteres Beispiel ist in Abbildung 10 zu sehen.

Für die Auswertung wurden die Rückmeldungen der Schüler im Internettagebuch herangezogen und zudem eine Befragung der Eltern, die vor dem Training und 14 Tage danach über die schulische Selbstregulation ihrer Kinder interviewt wurden. Dabei kam heraus dass (siehe Abbildung 11):

**Schreibe hier bitte Deinen wichtigsten Wunsch für die Schule auf:**

*Mehr mündliche Beteiligung im Spanisch-Unterricht!*

**Was wäre so richtig toll daran, wenn dieser Wunsch in Erfüllung ginge?**

*Ich müsste zu Hause nicht soviel üben und hätte mehr Zeit!*

**Was hindert Dich daran, dass dieser Wunsch in Erfüllung geht?**

*Meine Freundin will immer schwatzen.*

**Nun bilde bitte einen Wenn-dann-Schlüssel:**

**Immer wenn** *Janine mich im Spanisch-Unterricht vollquatscht,*

**dann** *sage ich nein, bitte lass uns später schwatzen.*

Abb. 10: MCII-Beispiel einer Teilnehmerin

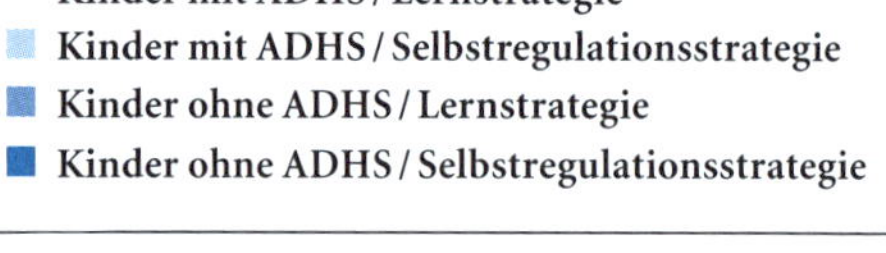


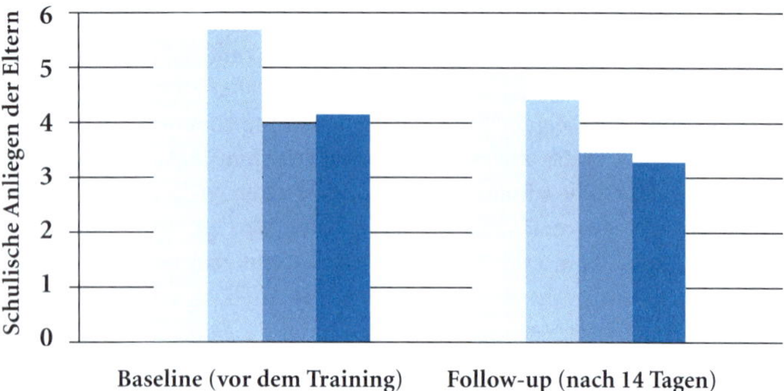


Abb. 11: Kinder mit ADHS profitieren von einem Training in Lern- und Selbstregulationsstrategien

- Kinder mit ADHS generell in der Einschätzung der Eltern mehr Probleme in der Schule haben als Kinder ohne ADHS,
- Kinder mit ADHS sowohl vom Training der Lernstrategien als auch der Selbstregulationsstrategien profitieren und

- Kinder ohne ADHS nur vom Selbstregulationstraining profitieren (vermutlich da sie im Vergleich zu den ADHS-Kindern in Lernstrategien geübter sind).

## Kognitive Verhaltenstherapie

Kognitive Verhaltenstherapien zur Behandlung der ADHS im Kindes- und Jugendalter sollten idealerweise Kind- und Elterntrainings sowie Interventionen in der Schule umfassen (siehe → MTA Studie: MTA Cooperative Group 1999 a, b). Beim verhaltenstherapeutischen Kindtraining sollte Wert gelegt werden auf die Durchführung folgender Trainingsbausteine (nach Döpfner et al. 2000):

- Spieltraining zur Steigerung von Beschäftigungs- und Spielintensität vor allem bei Vorschulkindern,
- Selbstinstruktionstraining zum Erlernen von Aufmerksamkeitsfokussierung und handlungsanleitendem, reflexivem Denken bei der Durchführung von Aufgaben,
- Selbstmanagementtraining zur Unterstützung der Selbstbeobachtung des Verhaltens,
- Selbstregulationstraining zur Verstärkung der Kontrolle des eigenen Denkens, Handelns und Fühlens.

Von großer Bedeutung ist, dass die Kinder und Jugendlichen die im Rahmen einer kognitiven Verhaltenstherapie erlernten Fähigkeiten im Alltag (in der Schule und zu Hause) umsetzen können. Dieser Transfer sollte zum Thema innerhalb der Therapie gemacht werden (z.B. könnte die Anwendung des in der Therapie Gelernten vor und nach der Durchführung mit dem Kind besprochen werden).

Ein Elterntraining, welches im Rahmen einer kognitiven Verhaltenstherapie durchgeführt wird, sollte beinhalten:

- Methoden des Kontingenzmanagements – d.h., der Umgang mit → Verstärkerplänen soll erlernt und geübt werden. Kind und Eltern schließen einen Vertrag, welcher einen Verstärkerplan beinhaltet. Das zu erreichende Zielverhalten muss im Vertrag festgelegt werden (z.B. jede Woche das Zimmer aufräumen, jeden Tag die Hausaufgaben erledigen). Jedes Mal, wenn das Kind die vereinbarte Aufgabe erledigt, erhält es einen Punkt. Im Vertrag wird auch festgelegt, welche Beloh-

nung das Kind bei einer bestimmten Anzahl gesammelter Punkte (z.B. 10) erhält (z.B. Ausflug mit der Familie ins Schwimmbad).
- Umgang mit der Auszeitmethode – d.h., das temporäre Entziehen zusätzlicher Stimulationen (indem das Kind z.B. in einen ruhigen Raum geschickt wird) soll erlernt werden. Auch hier sollte mit dem Kind vorher vereinbart werden, in welchen Problemsituationen diese Auszeit angewendet werden kann (z.B. beim Streit mit Geschwistern, bei „Ausrasten" des Kindes mit Schreianfällen). Zusätzlich sollte vor der Nutzung der Auszeit eine Warnung gegeben werden, sodass das Kind am Verhalten etwas ändern und somit der Auszeit entgehen kann (Krowatschek, 2001).

Verhaltenstherapeutische Interventionen in der Schule sollten umfassen:

- Umgang mit Token-Systemen, d.h., ein positiver Verstärker wird gegeben (z.B. Aufkleber), wenn erwünschtes Verhalten (z.B. Schulaufgaben erledigen) auftritt,
- Response-Cost-Verfahren, d.h., ein positiver Verstärker wird entzogen (z.B. hausaufgabenfreier Tag wird ausgesetzt), wenn unerwünschtes Verhalten (z.B. Mitschüler ärgern) auftritt.

Eine mögliche Trainingsmethode, die all diese Aspekte (Kindtraining, Elterntraining und Hinweise für die Schule) beinhaltet, stellt das „Therapieprogramm für Kinder mit hyperkinetischem und oppositionellem Problemverhalten" (THOP) von Döpfner, Schürmann und Frölich (2002) dar. In Einzelfall-Evaluationen und Studien mit kleineren Stichproben wurde die Effektivität dieses Therapieprogramms festgestellt. Auch das „Training aufmerksamkeitsgestörter Kinder" von Lauth und Schlottke (2002) bietet sich zum Training mit ADHS-Kindern an, es beinhaltet Trainingsaspekte mit den Eltern und wurde als äußerst effektiv bewertet.

## Medikamentöse Therapie

Eine Therapie mit Psychopharmaka besteht meistens in der Verabreichung von Medikamenten mit dem Wirkstoff Methylphenidat (MPH, Handelsname z.B. Ritalin®). Dieser Wirkstoff ist ein → Psychostimulanz und bewirkt eine bessere Aufmerksamkeit. Dies geschieht durch das Eingreifen von MPH in den Dopaminstoffwechsel: MPH hemmt die

Wiederaufnahme von → Dopamin an den Rezeptoren, wodurch mehr Dopamin im → synaptischen Spalt verfügbar ist. Die Wirkung von MPH tritt rasch, etwa 30 Minuten nach der Einnahme des Medikaments, ein und hält ca. drei bis vier Stunden an. Es sind auch Retard-Präparate auf dem Markt, bei welchen die Wirkung länger (etwa sieben bis zehn Stunden) anhält. Die am häufigsten berichteten Nebenwirkungen sind:

- Appetitlosigkeit oder -minderung,
- Schlafstörungen,
- zu starke und unerwünschte Sedation (Beruhigung),
- Agitation (starke Unruhe),
- Magenschmerzen,
- Kopfschmerzen.

Viele Eltern stellen die Frage, ob eine Medikation mit MPH durch den regelmäßigen und gewohnten Umgang mit Medikamenten im jungen Alter zu einer stärkeren Suchtgefahr im Laufe des Lebens ihrer Kinder führen könnte. Kontrollierte Studien konnten dies allerdings nicht zeigen. Im Gegenteil: In verschiedenen amerikanischen und deutschen Untersuchungen wurde sichtbar, dass ADHS-Kinder, die mit MPH behandelt worden sind, im Laufe ihres Lebens weniger häufig als unbehandelte ADHS-Kinder Suchtstörungen (z. B. Drogenabhängigkeit, Alkoholabhängigkeit) entwickeln (Wilens et al. 2003). Erklärt werden kann dieser Effekt damit, dass durch die Behandlung mit MPH die Impulsivität der Kinder sinkt, was wiederum zu einer reduzierten Suchtgefahr führt – weniger impulsive Jugendliche greifen weniger häufig zu Alkohol oder Drogen.

Das Rauchen von Zigaretten gilt dagegen als → Selbstmedikation bei unbehandelten ADHS-Patienten: Es wurde festgestellt, dass Nikotin einen ähnlichen Einfluss auf die → Dopaminregulation wie MPH hat (siehe Kapitel 4). Aus diesem Grund rauchen viele (unbehandelte) ADHS-Jugendliche. Ähnliches scheint für Drogen, die Amphetamine enthalten, zu gelten (z. B. Ecstasy).

Häufig werden im Zusammenhang mit der MPH-Gabe → Rebound-Effekte berichtet: Das heißt, dass bei nachlassender Wirkung des Medikaments die ADHS-Symptome verstärkt auftreten. Zudem sind, bezogen auf MPH, nicht alle Menschen → Responder, d. h., etwa 1/3 (25–30 %) aller Menschen (egal ob von ADHS betroffen oder nicht) reagieren überhaupt nicht auf dieses Medikament.

Ein weiterer Wirkstoff, der in den letzten Jahren vermehrt zur medikamentösen Behandlung von ADHS eingesetzt wird ist → Atomoxetin. Dieser Wirkstoff wurde ursprünglich zur Behandlung von Depressionen entwickelt, hat sich aber für diese als unwirksam erwiesen. Atomoxetin ist seit Dezember 2004 (Handelsname z.B. Strattera®) in Deutschland zur Behandlung der ADHS bei Kindern ab sechs Jahren und bei Jugendlichen zugelassen. Es wirkt auf den → Noradrenalinkreislauf und hemmt die Wiederaufnahme von Noradrenalin aus dem → synaptischen Spalt. Nach einer Woche Atomoxetin-Einnahme zeigt sich eine erste Wirkung des Medikaments und nach vier bis sechs Wochen zeigt sich eine vollständige und effektive Wirkung. Ähnlich wie bei MPH sind auch ca. 25–30 % der Betroffenen keine → Responder. Da dieses Medikament neu auf dem Markt ist, fehlen kontrollierte Längsschnittstudien, die Aussagen über die langfristige Wirksamkeit von Atomoxetin auf die Entwicklung und auf die ADHS-Symptomatik von Betroffenen machen können.

## Weitere Therapiebegleitende Maßnahmen

Therapiebegleitende Maßnahmen sollten parallel zu einer Therapie (Verhaltenstherapie und / oder Medikation) durchgeführt werden. Insbesondere bei Kindern und Jugendlichen, aber auch bei Erwachsenen wirken sportliche Betätigungen positiv auf das Symptombild ein: Die Betroffenen berichten, dass sie nach einer intensiven sportlichen Betätigung ruhiger und konzentrierter arbeiten können. In einer empirischen Studie wurde festgestellt, dass die Teilnahme an einem schulbasierten Kampfsporttraining (Tae Kwon Do) die Selbstregulationsfähigkeiten von Kindern und Jugendlichen nachhaltig verbessern kann (Lakes / Hoyt 2004).

Eine weitere mögliche therapiebegleitende Maßnahme für Erwachsene mit ADHS stellt das → Coaching dar. Coaching dient im Allgemeinen zur Steigerung der Leistungsfähigkeit und ist momentan in den USA (noch) stärker verbreitet als in Deutschland. Coaching sollte im Rahmen der Behandlung einer → klinischen ADHS nie als Konkurrenz zu psychologischen Therapien verstanden werden, sondern als Ergänzungsmaßnahme, bei welcher der Coach hauptsächlich Wert auf alltägliche Tricks und Kniffe legt, die dem ADHS-Betroffenen das Leben erleichtern können. Zeitweilig könnten auch gute Freunde als Coach unterstützend wirken.

Sollte kein Coach zur Verfügung stehen, haben sich Selbsthilfegruppen als wertvolle Ergänzung der Therapie und als Hilfestellung für Betroffene erwiesen. Diese Selbsthilfegruppen sind oftmals sehr gut organisiert und haben in jahrelanger Arbeit praktische Tipps zum Umgang mit einer ADHS-Diagnose im Alltag gesammelt (siehe Internet-Hinweise am Ende des Kapitels).

## Welche Therapiemethoden sind tatsächlich effektiv?

Um diese Frage beantworten zu können, muss die amerikanische → MTA-Studie herangezogen werden (MTA Cooperative Group 1999 a, b). Sie ist die erste umfassende → klinische Studie, welche einen langfristigen und empirischen Vergleich verschiedener ADHS-Therapiemethoden anstrebt. Diese Studie läuft seit 1996 und war zunächst als ein Drei-Jahres-Design geplant (d. h. Untersuchungen nach 14, 24, und 36 Monaten). Weitere Messzeitpunkte sind jedoch nicht ausgeschlossen. Insgesamt nehmen etwa 600 Kinder mit ADHS teil, die per Zufall verschiedenen Gruppen zugeordnet wurden. Die Gruppen sind nach folgenden Therapieverfahren unterschieden:

- Kognitive Verhaltenstherapie,
- Medikamentöse Behandlung,
- Kombinationstherapie (Verhaltenstherapie + Medikament),
- Routinebehandlung, so wie sie in den jeweiligen Gemeinden angeboten wird.

Die teilnehmenden Kinder waren beim Start der Studie zwischen sieben und neun Jahre alt und werden noch eine lange Zeit von den ForscherInnen begleitet werden. Regelmäßig werden neue Ergebnisse veröffentlicht. Die erste Auswertung der Ergebnisse der MTA-Studie nach 14 Monaten ergab folgendes Bild: Alle Behandlungsformen zeigten eine Besserung der klinischen Auffälligkeiten. Die Kombinationstherapie und die medikamentöse Behandlung sind den anderen Therapieformen hinsichtlich der Verringerung der ADHS-Kernsymptome überlegen. Die Kombinationstherapie erwies sich in den Bereichen Schule, soziale Fertigkeiten, Eltern-Kind-Beziehung, → oppositionelles Verhalten und Angst / Depression als der rein medikamentösen Therapie überlegen. Spätere Publikationen konnten diesen Befund bestätigen.

Dies bedeutet also, dass, auch wenn die Einnahme von Medikamenten (z. B. Ritalin®) unumgänglich zu sein scheint, gleichzeitig eine Verhaltenstherapie erfolgen sollte. Das ist vor allem vor dem Hintergrund von Bedeutung, dass die Betroffenen oft nicht mehr aus eigener Motivation versuchen, ihre Situation zu verändern oder zu verbessern, sondern sich ganz auf das Medikament verlassen. Zudem kann es passieren, dass Kinder unter Medikamentenwirkung ihre Problematik stärker wahrnehmen (z. B. die Ausgrenzung durch Gleichaltrige). Hier kann eine Psychotherapie stützend eingreifen.

Merksatz

**Bezüglich der Wirksamkeit verschiedener Therapieformen konnte eine kontrollierte Längsschnittstudie (MTA Studie) aus den USA zeigen, dass nicht nur die medikamentöse Therapie, sondern insbesondere die Kombination aus medikamentöser und Verhaltenstherapie positive Effekte hat.**

Internet

Marburger Trainings für Kinder, Eltern, Lehrer:
http://www.marburgerkonzentrationstraining.de
ADHS-Ambulanz in Köln:
http://www.hf.uni-koeln.de/967
Selbsthilfe für Menschen mit ADHS:
http://www.adhs-deutschland.de
http://www.tokol.de

Literatur

**Döpfner, M., Schürmann, S., Frölich, J.** (2002): Therapieprogramm für Kinder mit hyperkinetischem und oppositionellem Problemverhalten.

**Albrecht, S., Krowatschek, D., Krowatschek, G.** (2007): Marburger Konzentrationstraining (MKT) für Kindergarten- und Vorschulkinder: Kopiervorlagen-Mappe.

**Krowatschek, D., Albrecht, S.** (2007): Marburger Konzentrationstraining (MKT) für Schulkinder: Kopiervorlagen-Mappe.

**Krowatschek, D., Krowatschek, G., Wingert, G.** (2007): Marburger Konzentrationstraining (MKT) für Jugendliche: Kopiervorlagen-Mappe.

**Lauth, G. W., Minsel, W.** (in Vorb): ADHS bei Erwachsenen. Diagnostik und Behandlung von ADHS.

**Lauth, G. W., Schlottke, P. F.** (2002): Training mit aufmerksamkeitsgestörten Kindern.

7

# Unterscheidet sich ADHS bei Frauen von ADHS bei Männern?

*Die vielfältigen möglichen Gründe für das häufigere Auftreten der ADHS beim männlichen Geschlecht sind Inhalt dieses Kapitels. Außerdem werden geschlechtspezifische Merkmale und Verläufe der ADHS sowie Schlussfolgerungen für die geschlechtsspezifische ADHS-Diagnostik und -Behandlung dargestellt.*

Aktuelle Studien zeigen auf, dass die Geschlechter-Diskrepanz in → klinischen Populationen wesentlicher größer ist als in nicht-klinischen Populationen. Dieser Unterschied wurde in vergleichenden Studien festgestellt. Das heißt, die geschlechterspezifische → Prävalenz von ADHS in Populationen, die ADHS-Diagnostik und -Behandlung erfahren (z. B. in psychiatrischen Kliniken, ambulanten psychiatrischen Einrichtungen), wurde verglichen mit der geschlechterspezifischen Prävalenz in Populationen, die nicht durch ADHS-Diagnosen und -Behandlungen erfasst wurden (z. B. in Schulen). Aus dieser Diskrepanz lässt sich schließen, dass:

- Jungen öfter als Mädchen eine ADHS-Diagnose erhalten und somit öfter wegen ADHS psychiatrisch behandelt werden und
- Mädchen seltener als Jungen wegen einer möglichen ADHS-Diagnose vorstellig werden und somit auch keine dementsprechende Behandlung erhalten.

Hinsichtlich des unausgewogenen Geschlechterverhältnisses bei der ADHS werden verschiedene Ursachen diskutiert.

## Unterschiede in Kernsymptomatik und komorbider Symptomatik

Mögliche Ursachen lassen sich beispielsweise an Unterschieden bezüglich der Kernsymptomatik festmachen:

1. Mädchen zeigen, bedingt durch generelle Geschlechterunterschiede, eine geringere Ausprägung an hyperaktiv-impulsiver Problematik. Dies bedeutet: Da alle Jungen generell motorisch (hyper-)aktiver als Mädchen sind, sollten wir diesen Unterschied auch bei ADHS-Betroffenen erwarten. Ein Mädchen mit ADHS ist demzufolge niemals genauso stark hyperaktiv-impulsiv wie ein Junge mit ADHS.
2. ADHS-Mädchen sind somit häufiger als ADHS-Jungen dem rein unaufmerksamen Typus zuzuordnen, d.h., bei einer → klinischen Diagnostik zeigen Mädchen eher Auffälligkeiten bezogen auf Unaufmerksamkeit als auf Hyperaktivität-Impulsivität (siehe Kapitel 1 und 5).

Beide Aspekte bewirken letztlich, dass die augenscheinlichen Merkmale der Hyperaktivität-Impulsivität fehlen. Somit kann davon ausgegangen werden, dass die betroffenen Patientinnen zu Hause und in der Schule weniger auffallen und die Störung folglich später diagnostiziert wird (z.B. erst im Jugend- oder Erwachsenenalter, wenn die Unaufmerksamkeit größere Schwierigkeiten in Schule und Ausbildung oder Studium verursacht) als bei gleichaltrigen Jungen. Zudem kann man wegen dieser relativen „Unauffälligkeit" annehmen, dass manche der Patientinnen überhaupt nicht in psychotherapeutischen Einrichtungen vorstellig und somit nie untersucht werden, die Störung deshalb nie diagnostiziert wird. Möglicherweise kann diese Teilgruppe der ADHS-Betroffenen aber auch die durch die Störung entstehenden Unaufmerksamkeitsprobleme kompensieren (z.B. durch Fleiß oder Selbstregulation, siehe Kapitel 3).

**Fallbeispiel einer Patientin mit AD(H)S.** Lica ist 35 Jahre alt. Bereits seit ihrer Kindheit hat sie Schwierigkeiten damit, sich über einen längeren Zeitpunkt auf eine Aufgabe zu konzentrieren. Häufig wirkte Lica im Unterricht verträumt, sie schien nicht wirklich mitzubekommen, wann welche Aufgaben durchgesprochen wurden, worüber die anderen gerade lachten oder sich stritten. Dies führte natürlich zu Leistungsproblemen in der Schule von der Art, dass Lica immer etwas schlechtere Noten bekam, als es die Lehrer eigentlich von ihr als (bravem) Mädchen erwartet hätten. Diese Schwierigkeiten sind allerdings nie wirklich extrem geworden, und so haben Lehrer bzw. die Eltern nie eingegriffen – Lica wirkte eben einfach immer nett, freundlich und zufrieden, und ein bisschen verträumt zu sein, ist ja nicht ungewöhnlich für ein Mädchen. Lica konnte die Schule schließlich mit einem befriedigenden Abiturzeugnis verlassen. Im Anschluss studierte Lica an einer Musikhochschule, um sich ihren Traum, als selbstständige Musikerin zu arbeiten, verwirklichen zu können. In dieser Zeit lernte sie einen Mann kennen; kurze Zeit darauf wurde sie schwanger und heiratete. Nachdem sie zwei Söhne zur Welt gebracht hatte, entschloss sich die Familie, aus der Großstadt auf das Land zu ziehen und dort einen kleinen Bauernhof zu bewirtschaften. Nach eingen Jahren entpuppte sich dieses Vorhaben als unrealistisch: Das Haus war immer noch nicht fertiggestellt, die wenigen Tiere starben, der Mann begann aus Frust immer mehr zu trinken und Lica und die Kinder zu schlagen. In einer Nacht-und-Nebel-Aktion zog Lica mit ihren Kindern wieder zurück in die Stadt, in die Wohnung ihrer Mutter. Bis heute hat sie keine feste Anstellung, sich und ihre zwei Kinder bringt sie mit Gelegenheitsjobs und staatlicher Unterstützung durch. Ihr ältester Sohn war schon immer lebhaft und sehr aktiv. Mit dem Eintritt in die Schule traten jedoch soziale und Verhaltensprobleme auf, die sich derartig verschärften, dass der Übertritt ans Gymnasium unmöglich schien und trotz durchschnittlicher Intelligenz eine Beschulung in der Förderschule vorgeschlagen wurde. Erst zu diesem Zeitpunkt und nach intensiven Gesprächen mit dem Kinderarzt und Freunden, kam Lica zu dem Schluss, dass all das, was ihr Leben so verkompliziert hatte, im Zusammenhang mit ADHS stehen könnte.

Auch Unterschiede in der Komorbidität können einen Beitrag zur Erklärung der ADHS-Geschlechterunterschiede liefern. Jungen leiden häufiger an → externalisierenden → komorbiden Auffälligkeiten, während Mädchen häufiger an → internalisierenden → komorbiden Störungen leiden. Das heißt, während ADHS-Jungen häufiger oppositionell und aggressiv sind, zeigen sich ADHS-Mädchen eher ängstlich und depressiv. Auch hier sind also die augenscheinlichen Merkmale häufiger bei Jungen als bei Mädchen zu beobachten, was eine ADHS-Diagnose bei Jungen wahrscheinlicher macht.

## Neuropsychologische, neurologische und biologische Unterschiede

Bezüglich der Leistung in neuropsychologischen Testverfahren (wie z. B. → Go-NoGo-Aufgaben) scheint es keine Unterschiede zwischen Mädchen und Jungen mit ADHS zu geben. Dies zeigten zumindest Studien, die Inhibitionsleistungen messen (siehe Kapitel 3). Auch hirnstrukturelle Unterschiede können die Geschlechterdifferenz nicht hinreichend erklären.

Jedoch scheint es biologische Ursachen für das vermehrte Auftreten von ADHS bei Männern zu geben: Versuche mit Ratten belegen, dass die → Dopamin-Rezeptoren-Dichte bei männlichen und weiblichen Versuchstieren unterschiedlich ist. Männliche Tiere zeigen zu Beginn der Pubertät einen mehr als vierfach höheren Anstieg der Dopamin-Rezeptoren-Dichte als weibliche Tiere. Bis zum frühen Erwachsenenalter findet dann eine Angleichung zwischen den Geschlechtern statt, was bedeutet, dass es bei den männlichen Ratten zu einer drastischen Reduktion der Dopamin-Rezeptoren-Dichte kommt (siehe auch Kapitel 6). Dies könnte erklären, warum die Unterschiede zwischen Mädchen und Jungen vor allem während der Pubertät stark zutage treten.

## Schlussfolgerungen für Diagnostik und Behandlung

Eine bedeutende Schlussfolgerung aus den Forschungsergebnissen zu Unterschieden der ADHS bei Frauen und Männern ist die Anpassung der Diagnostik. Eine solche erscheint notwendig, da Frauen mit ADHS häufiger an dem rein unaufmerksamen Subtyp leiden. Das Merkmal Unaufmerksamkeit wird jedoch sowohl durch Beobachtung als auch durch Fragebögen bzw. Interviews der Eltern und / oder Lehrer nicht ebenso valide (d. h. mit derselben Gültigkeit) erfasst wie das Merkmal Hyperaktivität-Impulsivität (Konrad et al. 2005). Eine Möglichkeit dieses Problem zu umgehen, wäre die standardmäßig durchgeführte Diagnostik mittels neuropsychologischer Testverfahren bei Verdachtsfällen, da diese Verfahren Unaufmerksamkeit am Besten abbilden.

Weiterhin erscheint es notwendig, die Diagnosekriterien der ADHS von → DSM bzw. → ICD an Frauen anzupassen. Einen Vorschlag machen diesbezüglich Ohan und Johnston (2005). Ihrer Erfahrung nach sind Mädchen mit ADHS, im Unterschied zu Jungen mit ADHS, durch die folgenden Merkmale charakterisiert: Sie

- kichern und reden übermäßig viel,
- schreiben Mitteilungen oder Briefchen, anstatt sich auf den Unterricht zu konzentrieren,
- reden ohne nachzudenken,
- wechseln impulsiv und ohne nachzudenken Freunde,
- wechseln impulsiv Themen in einer Unterhaltung,
- reden und flüstern im Unterricht, anstatt sich auf den Unterricht zu konzentrieren,
- malen und kritzeln während des Unterrichts,
- sind vergesslich bei sozialen Aktivitäten.

Auch bezüglich der Behandlungs- und Interventionsmaßnahmen hat unser Wissen über die Unterschiedlichkeit der ADHS bei Frauen und Männern Folgen. In Hinblick auf medikamentöse Therapien ist festzustellen, dass empirische Studien bisher keine Unterschiede in der Wirkweise von → MPH und → Atomoxetin bei Mädchen und Jungen feststellen konnten. Allerdings beziehen sich die meisten dieser Studien auf Jugendliche unter zwölf Jahren (Konrad / Günther 2007). Es gibt jedoch Hinweise darauf, dass bei Frauen die Wirkung dieser Medikamente von hormonellen Schwankungen innerhalb des weiblichen Zyklus abhängig ist. Umfassende empirische Untersuchungen fehlen hier allerdings noch.

Im Rahmen psychologischer Therapiemaßnahmen sollten aus folgenden Gründen ebenfalls Geschlechterunterschiede beachtet werden:

- Die Unterschiede in der Kernsymptomatik verlangen unterschiedliche Therapieansätze. Bei Frauen, die unter dem rein unaufmerksamen Subtyp der ADHS leiden, sollte z.B. die → Selbstwahrnehmung einen besonderen Stellenwert innerhalb der psychologischen Therapie einnehmen, da nachgewiesenermaßen gerade Patientinnen (und Patienten) dieses Subtyps unter einer negativen Selbstwahrnehmung leiden. Dies gilt bezogen auf Leistungen (z.B. glauben sie, dass sie häufiger als andere vergessen, was sie gelernt haben), aber auch generell (z.B. sind sie weniger zufrieden mit sich selbst; Gawrilow et al. 2009a).
- Unterschiedliche Komorbiditäten bei Mädchen und Jungen verlangen ebenfalls unterschiedliche Therapieansätze. Es konnte z.B. gezeigt werden, dass ADHS-Mädchen häufiger unter → komorbiden Angststörungen leiden und diese Angststörungen besonders gut verhaltenstherapeutisch (z.B. durch Konfrontationstechniken) behandelt werden können.

- Unterschiedliche Risiken im Jugendalter verlangen unterschiedliche thematische Schwerpunkte in Therapiegesprächen. Bei ADHS-Betroffenen ist beispielsweise die Wahrscheinlichkeit einer Teenagerschwangerschaft erhöht, jedoch sind die emotionalen und sozialen Folgen für Mädchen wesentlich schwerwiegender als für Jungen. Riskantes, impulsives Fahrverhalten im Straßenverkehr scheint hingegen eher für männliche ADHS-Jugendliche ein Problem darzustellen und sollte in der Therapie angesprochen werden.

## Internet

Umfassende Informationsseiten zu ADS und ADHS bei Frauen (in englischer Sprache):
http://www.addvance.com
http://www.ncgiadd.org

## Literatur

**Lautenbacher, S., Güntürkün, O., Hausmann, M.** (2007): Gehirn und Geschlecht.

**Solden, S.** (2001): Die Chaosprinzessin: Frauen zwischen Talent und Misserfolg.

# 8

# Welche Auswirkungen hat ADHS auf Ausbildung, Studium und Beruf?

*ADHS (Kernsymptome und komorbide Störungen) führt zu Schwierigkeiten in Ausbildung, Studium und Beruf. Dazu gehören Leistungsbeeinträchtigungen und die Tatsache, dass ADHS-Betroffene häufiger Ausbildung und Studium abbrechen als Erwachsene ohne ADHS. Diese Problematiken sollen im folgenden Kapitel vertieft behandelt werden.*

Seit Mitte der 1990er Jahre wurde deutlich, dass von ADHS nicht nur Kinder und Jugendliche im Schulalter, sondern auch Erwachsene betroffen sind (siehe Kapitel 4). Somit stellt sich mehr und mehr die Frage: Wie ergeht es ADHS-Betroffenen nach der Schulzeit, also während der Ausbildung oder des Studiums bzw. im Arbeitsleben?

## ADHS in Ausbildung und im Studium

Es existieren bisher wenige empirische Studien zu der Fragestellung, welche Folgen ADHS in Ausbildung und im Studium für die Betroffenen hat. Es finden sich jedoch Hinweise, dass → komorbide → Teilleistungsstörungen (v. a. Lese-Rechtschreib-Schwäche) Probleme verursachen können. Dies bereitet vor allem Schwierigkeiten in Ausbildungsgängen und Studienfächern, in welchen häufig schriftliche Arbeiten abgeliefert oder regelmäßig schriftliche Prüfungen absolviert werden müssen. Andererseits scheinen für ADHS-Betroffene straff organisierte und strukturierte Lernbedingungen in Ausbildung und Studium günstig zu sein. Viele Erwachsene mit ADHS nennen außerdem Langeweile als häufigen Grund für Ausbildungs- und / oder Studienfachwechsel. Dies bedeutet, dass ADHS-Betroffene sich bei der Wahl der Ausbildung oder des Studienfachs stark nach persönlichen Interessen und → intrinsischer Motivation richten sollten und ausführlichste Informationen über potenzielle Berufe einholen sollten (Solden 2005).

**Was kennzeichnet Studierende mit ADHS?** In einer aktuellen empirischen Untersuchung, an der etwa 200 Studierende im Alter zwischen 20 und 30 Jahren teilnahmen, stellten wir fest, dass männliche und weibliche Studierende mit ADHS sich von ihren Studienkollegen durch die folgenden Aspekte unterscheiden (Gawrilow / Merkt 2009): Studierende mit ADHS haben bereits häufiger ihr Studienfach gewechselt und zeigen im Vergleich zu ihren Studienkollegen ohne ADHS erwartungsgemäß mehr → komorbide Auffälligkeiten (gemessen mit dem Brief Symptom Inventory von Franke 2000). Demnach finden sich bei ADHS-Studenten

- mehr Somatisierungsstörungen, d.h. körperliche Beschwerden als Reaktion auf Belastungen (z.B. Kopfschmerzen, Magenschmerzen bei Prüfungsdruck),
- mehr Zwanghaftigkeit, d.h. das Empfinden von Gedanken und Impulsen, die als konsistent und nicht änderbar erlebt werden (z.B. der Zwang, sich häufig die Hände waschen zu müssen),
- mehr Phobien, d.h. andauernde und unangemessene Furcht vor bestimmten Gegenständen, Lebewesen oder Situationen,
- mehr paranoides Denken, d.h. Misstrauen anderen gegenüber und Gefühle der Minderwertigkeit,
- mehr Psychotizismus, d.h. ein Gefühl der Entfremdung und Isolation.

Bezüglich der Motivation berichten ADHS-Studierende im Vergleich zu Studierenden ohne ADHS (gemessen mit dem Leistungsmotivationsinventar zur Feststellung berufsbezogener Leistungsorientierung von Schuler und Prochaska 2001):

- mehr Flow-Erlebnisse; d.h., ADHS-Studierende können sich intensiv und unter Ausblendung anderer Inhalte mit neuartigen Situationen und Aufgabenstellungen auseinandersetzen, zeigen somit → Hyperfokussierung, und haben dabei keine Angst vor Veränderungen,
- mehr Lernbereitschaft; d.h., ADHS-Studierende zeigen eine starke Motivation und ein starkes Bemühen, bestimmte neue Inhalte und / oder Fertigkeiten zu erlernen,
- mehr Statusorientierung; d.h., ADHS-Studierende haben das starke Bestreben, eine wichtige Rolle im sozialen Umfeld und einen vorderen Platz in der Hierarchie einzunehmen,

- mehr Wettbewerbsorientierung; d. h., ADHS-Studierende stehen im Studium gerne im Wettbewerb mit den Kommilitonen und sehen Konkurrenz zu anderen als Ansporn,
- stärkere Zielsetzung; d. h., ADHS-Studierende haben hohe Ansprüche an ihre eigenen Leistungen in der Zukunft und stecken sich somit höhere Ziele,
- weniger Internalität; d. h., ADHS-Studierende haben weniger das Gefühl, Verursacher der eigenen Handlungen zu sein,
- weniger Selbstkontrolle; d. h., ADHS-Studierende kontrollieren das eigene Denken, Fühlen und Handeln weniger, zeigen weniger Belohnungsaufschub und weniger Konzentration auf langfristige Ziele (siehe Kapitel 3).

Weiterhin konnten wir spezifische Geschlechterunterschiede feststellen (siehe Kapitel 7): Wie erwartet zeigen ADHS-Studententinnen (neben den o. g. Eigenschaften) mehr Unsicherheit im sozialen Kontakt und in der Interaktion mit anderen Menschen, und sie sind depressiver, ängstlicher und weniger erfolgszuversichtlich als Studentinnen ohne ADHS, während bei den Studenten mit und ohne ADHS dieser Unterschied nicht auftritt.

Die Besonderheiten und Lernschwierigkeiten Studierender mit ADHS werden an den Hochschulen zunehmend erkannt. Immer mehr Universitäten bieten deshalb betroffenen Studierenden Beratung und → Coaching, Trainings und Kurse an (siehe Internet-Hinweise am Ende des Kapitels). Diese Angebote haben das Ziel:

- Gedächtnis-, Konzentrations- und Lernschwierigkeiten zu vermindern (siehe Kapitel 6),
- Unterstützung bei einem angestrebten Studienabbruch zu geben, d. h., die Studienfachwahl zu thematisieren und zu helfen, Alternativen sorgfältig abzuwägen,
- „ungute“ und ungesunde Lebensführung (siehe Exkurs in diesem Kapitel) zu thematisieren.

## ADHS im Beruf

→ Prospektive Studien verfolgen Kinder mit ADHS bis in das Erwachsenenalter hinein und beobachten die Auswirkungen von ADHS auf das Berufsleben (Weiss / Hechtman 1993). Insgesamt erlangen ADHS-Betroffene weniger Bildung (d.h. absolvieren weniger Schul- und Ausbildungsjahre) und einen niedrigeren Status im Beruf; sie haben mehr arbeitsbezogene Schwierigkeiten (z.B. in der Bewertung durch Vorgesetzte) und wechseln häufiger die Arbeitverhältnisse als Vergleichspersonen ohne ADHS. Außerdem zeigen Erwachsene mit ADHS mehr Defizite in sozialen Fertigkeiten, welche im Berufsleben benötigt werden, z.B. konstruktiv im Team arbeiten zu können. Dies wurde u.a. in Studien mit simulierten Einstellungsgesprächen festgestellt (Mannuzza et al. 1997).

In einer groß angelegten aktuellen Studie wurden 8563 Mitarbeiter einer amerikanischen Firma befragt. Von diesen Mitarbeitern erwiesen sich im Selbstbericht (mit dem ASRS, siehe Kapitel 5) 1,9 % als ADHS-Betroffene. Diese sind im Vergleich zu Nicht-Betroffenen gekennzeichnet durch:

- kognitive Leistungsprobleme,
- geringere Wertschätzung ihrer eigenen Leistung / Arbeit,
- häufigere Fehlzeiten durch Krankheit,
- häufigere Unfälle am Arbeitsplatz.

Zusätzlich zeigen die ADHS-Mitarbeiter im Vergleich zu ihren Kollegen ohne ADHS häufiger → komorbide Störungen wie Depressionen, chronische Schmerzen, Schlafprobleme.

Basierend auf den Angaben zu Fehlzeiten und Leistungen der ADHS-Betroffenen errechneten die Autoren, dass jeder Mitarbeiter mit ADHS einen Betrieb 4336 Dollar pro Jahr an Verlust im Betriebseinkommen kostet – verursacht durch ADHS (Kessler et al. 2008). Kritisch zu bemerken ist an dieser Studie jedoch, dass Leistungen, welche ADHS-Mitarbeiter auszeichnen könnten (z.B. kreative Lösungsvorschläge bei Problemen, → Hyperfokussierung) nicht in die Berechnung mit einfließen.

### *Exkurs: ADHS und Gesundheit*

Gesundheitsbezogene Verhaltensweisen von ADHS-Betroffenen können einen indirekten Einfluss auf verminderte Leistungsfähigkeit und häufige Fehlzeiten im Beruf haben. Das bedeutet: Nicht nur ADHS mit den Kernsymptomen führt zu Leistungsdefiziten, sondern die Kernsymptome führen auch zu weniger gesundheitsbewusstem Verhalten, welches in der Folge verminderte Leistung und häufigere Fehltage zum Ergebnis haben kann.

Bereits erwähnt wurde der häufigere Zigarettenkonsum von ADHS-Erwachsenen als → Selbstmedikation (siehe Kapitel 4). Auch Alkohol kann der Selbstmedikation dienen: Für ADHS-Betroffene kann Alkohol zum wichtigen Entspannungsmittel gegen die über den Tag aufgebaute Anspannung werden. Drogen, die Amphetamine enthalten (z.B. Ecstasy), haben ebenfalls einen Selbstmedikationseffekt für ADHS-Betroffene.

Auch der Zusammenhang von ADHS und Übergewicht wurde bereits angesprochen (siehe Kapitel 4). Zurückzuführen ist dieser vermutlich darauf, dass ADHS-Betroffene eine stärkere Störbarkeit des Essverhaltens, mehr Hungergefühle und weniger gezügeltes Essverhalten als Kontrollpersonen ohne ADHS zeigen (Gawrilow/Merkt 2009). Das heißt, Personen mit ADHS reagieren stärker und impulsiver auf externe Essensreize (z.B. Duft von Nahrungsmitteln), berichten generell über mehr Hunger und eine geringere bewusste Kontrolle ihres Essverhaltens.

Bewegung und sportliche Betätigung können einen positiven Einfluss auf die Selbstregulationsleistungen ADHS-Betroffener haben (siehe Kapitel 6). Jedoch zeigen ADHS-Patienten, verursacht durch eine zu starke Impulsivität, häufiger → Sensation-seeking-Verhalten (Zuckerman 1994; Ball/Zuckerman 1997). Dies kann sich beispielsweise in einer Bevorzugung extrem risikoreicher Sportarten äußern. Ebenso kann sich Sensation seeking im risikoreichen und somit gefährlichen Autofahren ausdrücken. Beides birgt die Gefahr von Verletzungen, welche Fehlzeiten im Beruf zur Folge haben.

ADHS hat auch Einfluss auf das Familienleben: Erwachsene mit ADHS erleben häufiger eheliche Unzufriedenheit, Trennungen und Scheidungen als Erwachsene ohne ADHS (Biederman et al. 1993; Murphy/Barkley 1996). Zudem berichten ADHS-Betroffene mehr Schwierigkeiten bei der Erziehung ihrer Kinder (Arnold et al. 1997). Somit ist auch das Familienleben ADHS-Betroffener eine potenzielle Stressquelle, welche Auswirkungen auf Ausbildung, Studium und Beruf haben kann.

## Hinweise zum Umgang mit ADHS im Beruf

Die Kernsymptome und weiteren Merkmale der ADHS verursachen konkrete Schwierigkeiten im Beruf. Dazu gehören beispielsweise:

- Probleme mit dem Zeit-Management,
- Vergesslichkeit,

- Defizite in Aufmerksamkeit und Dauerkonzentration,
- Ablenkbarkeit durch die Umwelt,
- mangelhafte Organisationsfähigkeit,
- Defizite beim Problemlösen.

Zum Teil lassen sich diese Probleme schon durch geringfügige Änderungen hinsichtlich der Arbeitsprozesse und der Arbeitsumgebung vermindern (Solden 2005):

- Terminkalender, Listen, etc. verwenden,
- immer wieder kurzer Pausen machen,
- (wenn möglich) Großraumbüros vermeiden,
- besonders bei Teamarbeiten darauf achten, Kollegen nicht impulsiv ins Wort zu fallen,
- bei moderierten Team-Diskussionen und in Gesprächen / Telefonaten mit Kollegen und Vorgesetzten Notizen machen.

Zudem können auch für Erwachsene Gedächtnis- und Selbstregulationstrategien (siehe Kapitel 6) hilfreich sein. Besonders Wenn-dann-Pläne können zu einer effektiveren Arbeitsplanung und Organisation führen.

## Internet

ADHS im Studium:
  http://www.web4health.info/de/answers/adhd-student-college.htm
Training für Studierende mit ADHS:
  http://www.ads-projekt.uni-koeln.de
Beratung für Studierende mit ADHS:
  http://www.pbs.uni-mainz.de/127.php
ADHS und Beruf (auf Englisch):
  http://www.help4adhd.org/en/living/workplace

## Literatur

**Krause, J., Krause, H.-J.** (2005): ADHS im Erwachsenenalter.

# Anhang

## Glossar

**affektive Störung:** Stimmungsstörungen, wie z.B. Depressionen oder depressive Verstimmungen.

**Amplitudendifferenz:** ist die Differenz zwischen zwei Amplituden; in diesem Zusammenhang die Differenz zwischen der Amplitude der Reaktion auf NoGo- und Go-Durchgänge.

**Anpassungsreaktion:** Anpassung an (veränderte) Zustände der Umwelt.

**Atomoxetin:** ist ein selektiver Noradrenalin-Wiederaufnahmehemmer, der seit 2002 in den USA zur Behandlung der ADHS zugelassen ist; Studien konnten eine positive Wirkung auf ADHS-Symptome feststellen.

**Basalganglien:** unterhalb der Großhirnrinde gelegene, in jeder Hirnhälfte angelegte Kerne, die für wichtige Aspekte → exekutiver Leistungen (z.B. Spontaneität, Affekt, Initiative, Willenskraft, Antrieb, sequenzielles Planen, Antizipation, motorische Selektion etc.) von großer Bedeutung sind.

**Coaching:** ist die unterstützende Begleitung von Menschen, hauptsächlich im beruflichen Kontext mit dem Ziel, die Selbstreflexion zu steigern.

**Corpus Callosum:** auch „Balken" genannt; eine große, quer verlaufende Verbindung zwischen den beiden Hirnhemisphären des Großhirns.

**Differenzialdiagnose:** Erkrankungen mit ähnlicher bzw. nahezu identischer Symptomatik, die vom Diagnostiker neben der eigentlichen Verdachtsdiagnose als mögliche Ursachen der Beschwerden in Betracht gezogen werden müssen.

**dissoziale Symptome:** Verhaltensweisen, die altersgemäße soziale Erwartungen, Regeln und Normen verletzen.

**Dopamin:** Botenstoff im Gehirn, u.a. wichtig für die Steuerung der Aufmerksamkeit.

**DSM-IV:** Diagnostic and Statistical Manual of Mental Disorders; Klassifikationssystem der Amerikanischen Psychiatrische Vereinigung; wurde zum ersten Mal 1952 in den USA herausgegeben und existiert mittlerweile in verschiedenen Sprachen; aktuell liegt die Version DSM-IV-TR vor.

**EEG:** Elektroenzephalografie; Messung elektrischer Signale des Gehirns.

**EKP:** ereigniskorrelierte Potenziale; Unter ereigniskorrelierten Potenzialen verstehen wir alle elektrokortikalen Potenziale, die vor, während und nach einem sensorischen, motorischen oder sonstigen psychischen Ereignis im → EEG messbar sind; z.B. → P300, → N200.

**epidemiologische Untersuchungen:** Untersuchungen, die sich mit Ursachen, Folgen und der Ausbreitung psychischer oder physischer Erkrankungen beschäftigen.

**exekutive Funktionen:** kognitive Funktionen, mit denen Menschen ihr Handeln steuern; verantwortlich z.B. für Planung, Sequenzierung (Aufteilung in Schritte) und Inhibition (Hemmung) von Verhalten; werden häufig mit dem → Frontallappen und insbesondere mit → präfrontalen Hirnbereichen in Verbindung gebracht.

**externalisierende Verhaltensstörungen:** nach außen (d.h. auf die Umgebung) gerichtete Verhaltensstörungen wie z.B. aggressives Verhalten.

**Frontallappen:** ein Teil des menschlichen Gehirns; beinhaltet u.a. die → präfrontale Hirnregion.

**Gewissenhaftigkeit:** Ordentlichkeit, Genauigkeit, Zuverlässigkeit; eine Persönlichkeitseigenschaft; bildet zusammen mit der Extraversion, der Verträglichkeit, der Offenheit und dem → Neurotizismus die Big Five in der Persönlichkeitspsychologie.

**Go-NoGo-Aufgabe:** Aufgaben, bei welcher die Teilnehmer auf einen Stimulus (z.B. ein Bild) reagieren müssen und auf einen anderen Stimulus (z.B. einen Ton) nicht reagieren dürfen.

**Hyperfokussierung:** die Fähigkeit sich voll und ganz auf eine Tätigkeit zu fokussieren; Zusammenhänge zu starker → intrinsischer Motivation sind ersichtlich; wird häufig bei ADHS-Betroffenen beobachtet.

**ICD-10:** International Classification of Diseases (Internationale Klassifikation der Krankheiten) der WHO ist das wichtigste, weltweit anerkannte Diagnoseklassifikationssystem der Medizin; die aktuelle, in Deutschland gültige Revision ist ICD-10-GM.

**internalisierende Verhaltensstörungen:** nach innen (d.h. auf den Betroffenen selbst) gerichtete Verhaltensstörungen wie z.B. Ängste und Depressionen.

**intrinsisch:** von innen kommend; z.B. intrinsische Motivation (Handlungen werden vorgenommen, weil sie an sich als interessant erscheinen)

**Klassifikationstrials:** bezeichnet Durchgänge in experimentellen Studien, in welchen die Versuchsteilnehmer einen dargebotenen Stimulus (z.B. ein Bild) klassifizieren sollen (siehe auch → NoGo Trials).

**klinisch:** krankhafte (d.h. pathologische) Ausprägung einer Störung; führt meist zu Diagnostik und Behandlung.

**Konkordanzrate:** Grad der Übereinstimmung von Merkmalen z.B. bei Zwillingsuntersuchungen.

**komorbide Störungen:** Störungen, die neben einer anderen, primären Störung auftreten können.

**Methylphenidat:** Wirkstoff, welcher seit 1954 u.a. unter dem Namen Ritalin® vermarktet wird; weist eine strukturelle Ähnlichkeit zu D-Amphetamin auf; greift in den → Dopaminstoffwechsel ein und fördert so die Aufmerksamkeit.

**MPH:** → Methylphenidat.

**MTA:** Multimodal Treatment of ADHD; Multimodale Behandlung des ADHS; erste große therapievergleichende Evaluationsstudie zu ADHS aus den USA.

**Multitasking:** eine → exekutive Funktion, bei der mehrere Aufgaben gleichzeitig erledigt werden.

**N200:** →EKP-Komponente, die 200 ms nach einem Reiz auftritt; eine negative Welle.

**Neurotizismus:** Nervosität, Launenhaftigkeit, Reizbarkeit; eine Persönlichkeitseigenschaft; bildet zusammen mit der Extraversion, der Verträglichkeit, der Offenheit und der Gewissenhaftigkeit die Big Five in der Persönlichkeitspsychologie.

**NoGo Trials:** bezeichnet Durchgänge in experimentellen Untersuchungen, in welchen die Versuchsteilnehmer auf einen dargebotenen Stimulus (z.B. ein Bild) nicht reagieren sollen; (siehe auch → Klassifikationstrials).

**Noradrenalin:** Botenstoff des Gehirns und Hormon des Nebennierenmarks, führt zu einer Blutdrucksteigerung und wird mit unspezifischer Aufmerksamkeit in Zusammenhang gebracht.

**oppositionelle Verhaltensstörungen:** Problematisches Verhalten eines Kindes; entspricht zwar nicht den Kriterien einer → Störung des Sozialverhaltens, aber es ist konsistent trotziges, ärgerliches, feindliches oder rachsüchtiges Verhalten beobachtbar.

**P300:** → EKP-Komponente, die 300 ms nach einem Reiz auftritt; eine positive Welle; wird mit Aufmerksamkeit in Zusammenhang gebracht.

**Peers:** Begriff für Gleichaltrige oder Gleichgesinnte; häufig genutzt für Gleichaltrige in der Adoleszenz.

**PET:** Positronen-Emmissions-Tomographie; die PET-Methode misst den zerebralen Blutfluss, also den Blutfluss im Gehirn.

**präfrontale Hirnregion:** ein Teil des → Frontallappens; zuständig z.B. für Planung, Sequenzierung (Aufteilung in Schritte) und Inhibition (Hemmung) von Verhalten.

**Prävalenz:** Häufigkeit des Auftretens bestimmter Merkmale (z.B. psychischer Störungen) in der Bevölkerung.

**prospektive Studien:** Merkmale (z.B. Persönlichkeitseigenschaften, → klinische Störungen) werden erfasst und ihre Auswirkungen längsschnittlich gemäß der formulierten Hypothesen untersucht.

**Psychoedukation:** die Vermittlung von Wissen über psychische Störungen als ein erster Schritt der Psychotherapie.

**Psychostimulanzien:** Substanzen, die anregend auf den Organismus wirken; dazu gehören beispielsweise → MPH und Nikotin.

**Rebound-Effekt:** verstärktes Auftreten von Symptomen, nachdem die Wirkzeit eines Medikamentes zur Behandlung dieser Symptome abgelaufen ist.

**Responder:** Menschen, bei denen ein Medikament wirksam ist, sind bezüglich dieses Medikamentes Responder.

**Selbstmedikation:** die Tendenz, bestimmte Substanzen zu konsumieren (z.B. Nikotin, Alkohol), um das eigene Verhalten zu regulieren.

**Selbstwahrnehmung:** Selbstkonzept, Wissen über die eigene Person und Wahrnehmung der eigenen Person.

**Sensation seeking:** eine Persönlichkeitseigenschaft; beschreibt Personen, die ständig auf der Suche nach Abwechslung und Abenteuern sind.

**Störungen des Sozialverhaltens:** wiederholt auftretendes Verhaltensmuster, bei welchem die grundlegenden Rechte anderer oder altersangemessene Normen oder Regeln verletzt werden.

**synaptischer Spalt:** Raum zwischen einer präsynaptischen Nervenendigung und der postsynaptischen Zelle; zur Weiterleitung von Signalen werden Neurotransmitter in den synaptischen Spalt freigesetzt, diffundieren durch diesen und binden sich an die entsprechenden Neurotransmitter-Rezeptoren, welche in der postsynaptischen Membran der Zielzelle vorhanden sind.

**Task sets:** kognitive Prozesse, welche für die aktuelle Durchführung einer Aufgabe aufrechterhalten werden.

**Teilleistungsstörungen:** sind trotz durchschnittlicher Intelligenz auftretende Leistungsdefizite in abgegrenzten Bereichen, etwa die Lese-Rechtschreibschwäche.

**Tic-Störung:** unwillkürliche Kontraktion von Muskeln oder Muskelgruppen (siehe auch → Tourette-Syndrom).

**Tourette-Syndrom:** benannt nach Georges Gilles de la Tourette; Auftreten motorischer (z.B. heftige Bewegungen) und verbaler (z.B. lautes Schimpfen) Tics.

**Verstärkerpläne:** erwünschtes Verhalten wird gemeinsam mit dem Kind erarbeitet und im Verstärkerplan festgelegt; jedesmal wenn das Kind in der Zukunft dieses Verhalten erfolgreich zeigt, erhält es einen Verstärker (z.B. Aufkleber); sobald ein Blatt mit den Verstärkern gefüllt ist, sollte das Kind dieses in eine nichtmaterielle Belohnung umwandeln können (z.B. Ausflug mit der Familie, Pizza-Essen mit der Klasse).

# Literatur

**Albrecht, S., Krowatschek, D., Krowatschek, G.** (2007): Marburger Konzentrationstraining (MKT) für Kindergarten- und Vorschulkinder: Kopiervorlagen-Mappe. Verlag Modernes Lernen, Dortmund

**Altfas, J. R. (2002):** Prevalence of attention deficit / hyperactivity disorder among adults in obesity treatment. BMC Psychiatry 13, 2–9

**APA / American Psychiatric Association (2008):** Diagnostic and statistical manual of mental disorders, fourth edition, Text Revision (DSM-IV-TR®). APPI, Arlington USA

**Arnold, E. H., O'Leary, S. G., Edwards, G. H. (1997):** Father involvement and self-reported parenting of children with attention deficit-hyperactivity disorder. Consulting and Clinical Psychology 65, 337–342

**Ball, S. A., Zuckerman, M. (1997):** Sensation seeking and selective attention: Focused and divided attention on a dichotic listening task. Journal of Personality and Social Psychology 63, 825–831

**Barkley, R. A. (1997):** ADHD and the nature of self-control. The Guilford Press, New York

**–, Edwards, G., Laneri, M., Fletcher, K., Metevia, L. (2001):** Executive functioning, temporal discounting, and sense of time in adolescents with attention deficit hyperactivity disorder and oppositional defiant disorder. Journal of Abnormal Child Psychology 29, 541–556

**Barry, T., Lyman, R., Klinger, L. (2002):** Academic underachievement and attention deficit / hyperactivity disorder: The negative impact of symptom severity of school performance. Journal of School Psychology 40(3), 259–283

**Biederman, J., Faraone, S. V., Spencer, T., Wilens, T., Norman, D., Lapey, K. A. (1993):** Patterns of psychiatric comorbidity, cognition, and psychosocial functioning in adults with attention deficit hyperactivity disorder. American Journal of Psychiatry 150, 1792–1798

**–, Melmed, R. D., Patel, A., McBurnett, K., Konow, J., Lyne, A., Scherer, N. (2008):** A randomized, double-blind, placebo-controlled study of guanfacine extended release in children and adolescents with Attention-Deficit / Hyperactivity Disorder. Pediatrics 121, 73–84

**Biller, M., Konstantinov, V. P. (2008):** Ein verrückter Vormittag. Bloomsbury, Berlin

**Bowlby, J. (1958):** The nature of the child's tie to his mother. International Journal of Psycho-Analysis XXXIX, 1–23

**Brandau, H., Kaschnitz, W. (2008):** ADHS im Jugendalter Grundlagen, Interventionen und Perspektiven für Pädagogik, Therapie und Soziale Arbeit. Juventa, Weinheim

**Bundesverband Arbeitskreis Überaktives Kind (2002):** Störfälle? – Frühe Zeichen, frühe Hilfen – ADHD-Kinder zwischen Säuglings- und Vorschulalter. Produktion widderstein FilmProjekt & Feature´s Cut, Berlin

**Burgess, P. W. (2000):** Strategy application disorder: The role of the frontal lobes in human multitasking. Psychological Research 63, 279–288

**Cadesky, E. B., Mota, V. L., Schachar, R. J. (2000):** Beyond words how do children with ADHD and / or conduct problems process nonverbal information about affect? Journal of the Amercian Academy of Child and Adolescent Psychiatry 39, 1160–1167

**Comings, D. E. (2001):** Clinical and molecular genetics of ADHD and Tourette Syndrome. Annals of the New York Academy of Sciences 931, 50–83

**Conners, C. K., Erhardt, D., Sparrow, E. (1999):** Conners´ Adult ADHD Rating Scales (CAARS). Multi-Health Systems, North Tonawanda, New York

**Döpfner, M., Frölich, J., Lehmkuhl, G. (2000):** Hyperkinetische Störungen – Leitfaden Kinder- und Jugendpsychotherapie. Hogrefe, Göttingen

**–, Schürmann, S., Frölich, J. (2002):** Therapieprogramm für Kinder mit hyperkinetischem und oppositionellem Problemverhalten. Beltz, Weinheim

**–, Lehmkuhl, G., Steinhausen, H.-C. (2006):** ADHS, Reihe KIDS Kinder-Diagnostik-System – Band 1, Hogrefe, Göttingen

**DuPaul, G. J., Volpe, R. J. (2001):** Assessment with brief behavior rating scales. In Andrews, J. J. W., Janzen, H. L., Saklofske, D. h. (Eds.): Handbook of psychoeducational assessment Ability, achievement, and behavior in children. Academic Press, San Diego, CA, 357–387

**–, Stoner, G. (2004):** ADHD in the schools. The Guilford Press, New York

**Franke, G. H. (2000):** Brief Symptom Inventory (BSI). Kurzform der SCL-90-R. Hogrefe, Göttingen

**Frazier, T. W., Youngstrom, E. A., Glutting, J. J., Watkins, M. W. (2007):** ADHD and achievement meta-analysis of the child, adolescent, and adult literatures and a concomitant study with college students. Journal of Learning Disabilities 40, 49–65

**Gawrilow, C., Gollwitzer, P. M. (2008):** Implementation intentions facilitate response inhibition in children with ADHD. Cognitive Therapy and Research 32, 261–280

**–, Gollwitzer, P. M., Oettingen, G. (2008):** If-then plans benefit delay of gratification performance in children with ADHD. Manuskript in Begutachtung

**–, Merkt, J. (2009):** ADHD in the university a comparison study between students with and without ADHD. Manuskript in Vorbereitung

**–, Merkt, J., Mielke, R. (2009a):** Self-perception in children with ADD and ADHD. Manuskript in Vorbereitung

**–, Stumpf, N., Merkt, J. (2009b):** Multitasking in ADHD. Manuskript in Vorbereitung

**–, Labuhn, A., Morgenrot, K., Schulz, R., Gollwitzer, P. M., Oettingen, G. (2009c):** Improving self-regulation in children with ADHD: A mental contrasting with implementation intentions intervention. Manuskript in Vorbereitung

**Gloger Tippelt, G., König, L., Zweyer, K., Lahl, O. (2007):** Bindung und Problemverhalten bei fünf und sechs Jahre alten Kindern. Kindheit und Entwicklung 16, 209–219

**Gollwitzer, P. M. (1999):** Strong effects of simple plans. American Psychologist 54, 493–503

**Hartmann, T. (2006):** Eine andere Art die Welt zu sehen: Das Aufmerksamkeits-Defizit-Syndrom. Schmidt-Römhild, Lübeck

**Hoffmann, H. (1845/46):** Der Struwwelpeter. Drollige Geschichten und lustige Bilder. Insel Verlag, Frankfurt

**Hoza, B., Gerdes, A. C., Mrug, S., Hinshaw, S. P., Bukowski, W. M., Gold, J. A., Arnold, L. E., Abikoff, H. B., Conners, C. K., Elliott, G. R., Greenhill, L. L., Hechtman, L., Jensen, P. S., Kraemer, H. C., March, J. S., Newcorn, J. H., Severe, J. B., Swanson, J. M., Vitiello, B., Wells, K. C., Wigal, T. (2005):** Peer-assessed outcomes in the multimodal treatment study of children with attention deficit hyperactivity disorder. Journal of Clinical Child and Adolescent Psychology 34, 74–86

**Jerome, L., Segal, A., Habinski, L. (2006):** What we know about ADHD and driving risk: A literature review, meta-analysis and critique. Journal of the Canadian Academy of Child and Adolescent Psychiatry, 15, 105–125

**Kessler, R. C., Lane, M., Stang, P. E., Van Brunt, D. L. (2008):** The prevalence and workplace costs of adult attention deficit hyperactivity disorder in a large manufacturing firm. Psychological Medicine 39, 137–147

**Konrad, K., Günther, T., Heinzel-Gutenbrunner, M., Herpertz-Dahlmann, B. (2005):** Clinical evaluation of subjective and objective changes in motor activity and attention in children with attention-deficit/hyperactivity disorder in a double blind methylphenidate trial. Journal of Child and Adolescent Psychopharmacology 15, 180–190

–, **Günther, T. (2007):** Ursachen der Geschlechtsunterschiede in der Prävalenz der Aufmerksamkeitsdefizit-/Hyperaktivitäts-Störung. In Lautenbacher, S., Güntürkün, O., Hausmann, M. (Hrsg.), 223–239

**Krause, J., Krause, H.-J. (2005):** ADHS im Erwachsenenalter. Schattauer, Stuttgart

**Krowatschek, D. (2001):** Alles über ADHS – Ein Ratgeber für Eltern und Lehrer. Walter Verlag, Düsseldorf

–, **(2004):** Was tun? Mein Kind ist ein Zappelphilipp. ADS-Kinder verstehen und erziehen. AOL Verlag, Lichtenau

–, **Albrecht, S. (2007):** Marburger Konzentrationstraining (MKT) für Schulkinder Kopiervorlagen-Mappe. Verlag Modernes Lernen, Dortmund

–, **Krowatschek, G., Wingert, G. (2007):** Marburger Konzentrationstraining (MKT) für Jugendliche Kopiervorlagen-Mappe. Verlag Modernes Lernen, Dortmund

**Lakes, K. D., Hoyt, W. T. (2004):** Promoting self-regulation through school-based martial arts training. Journal of Applied Developmental Psychology 25, 283–302

**Lautenbacher, S., Güntürkün, O., Hausmann, M. (2007):** Gehirn und Geschlecht. Springer Verlag, Berlin

**Lauth, G. W., Schlottke, P. F. (2002):** Training mit aufmerksamkeitsgestörten Kindern. 5. vollständig überarb. Aufl. Psychologie Verlags Union, Weinheim

–, **Heubeck, B. (2006):** Kompetenztraining für Eltern sozial auffälliger Kinder (KES). Hogrefe, Göttingen

–, **Grimm, K., Otte, T. A. (2007):** Verhaltensübungen im Elterntraining. Eine Studie zur differenzierten Wirksamkeit im Elterntraining. Zeitschrift für Klinische Psychologie und Psychotherapie 36, 26–35

–, **Minsel, W. (in Vorb):** ADHS bei Erwachsenen. Diagnostik und Behandlung von ADHS

**Mannuzza, S., Klein, R. G., Bessler, A., Malloy, P., Hynes, M. E. (1997):** Educational and occupational outcome of hyperactive boys grown up. Journal of the American Academy of Child and Adolescent Psychiatry 36, 1222–1227

**Mick, E., Biederman, J., Faraone, S. V., Sayer, J., Kleinman, S. (2002):** Case-control study of attention-deficit hyperactivity disorder and maternal smoking, alcohol use, and drug use during pregnancy. Journal of the American Academy of Child and Adolescent Psychiatry 41, 378-–385

**Mischel, W., Shoda, Y., Rodriguez, M. L. (1989):** Delay of gratification in children. Science 244, 933–938

**MTA Cooperative Group (1999a):** A 14-month randomised clinical trial of treatment strategies for attention-deficit/hyperactivity disorder. Archives of General Psychiatry 56, 1073–1086

– **(1999b):** Moderators and mediators of treatment response with attention-deficit/hyperactivity disorder. Archives of General Psychiatry 56, 1088–1096

**Murphy, K. R., Adler, L. A (2004):** Assessing attention-deficit/hyperactivity disorder in adults focus on rating scales. The Journal of Clinical Psychiatry 65, 12–17

–, **Barkley, R. A. (1996):** Attention deficit hyperactivity disorder adults comorbidities and adaptive impairments. Comprehensive Psychiatry 37, 393–401

**Neuhaus, C. (2007):** Hyperaktive Jugendliche und ihre Probleme Erwachsen werden mit ADS. Was Eltern tun können, Ravensburger, Ravensburg

**Nigg, J. T. (2006):** What causes ADHD? Understanding what goes wrong and why. The Guilford Press, New York

**Oettingen, G. (1997):** Psychologie des Zukunftsdenkens. Erwartungen und Phantasien. Hogrefe, Göttingen

–, **Pak, H., Schnetter, K. (2001):** Self-regulation of goal setting: Turning free fantasies about the future into binding goals. Journal of Personality and Social Psychology 80, 736–753

**Ohan, J. L., Johnston, C. (2005):** Gender appropriatness of symptom criteria for attention-deficit/hyperactivity disorder, oppositional-defiant disorder, and conduct disorder. Child Psychiatry and Human Development 35, 359–381

**Paul, I., Gawrilow, C, Zech, F., Gollwitzer, P. M., Rockstroh, B., Odenthal, G., Kratzer, W., Wienbruch, C. (2007):** If-then planning modulates the P300 in children with ADHD. NeuroReport 18, 653–657

**Posner, M. I., Rothbart, M. K., Sheese, B. E., Tang, Y. (2007):** The anterior cingulate gyrus and the mechanisms of self-regulation. Cognitive, Affective, & Behavioral Neuroscience 7, 391–395

**Ramsland, M., Konstantinov, V. P. (2007):** Ungeheuer! Boje, Köln

**Rösler, M., Retz-Junginger, P., Retz, W., Stieglitz, R.-D. (2007):** Homburger ADHS-Skalen für Erwachsene, Untersuchungsverfahren zur syndromalen und kategorialen Diagnostik der Aufmerksamkeitsdefizit- / Hyperaktivitätsstörung (ADHS) im Erwachsenenalter. Hogrefe, Göttingen

**Schuler, H., Prochaska, M. (2001):** Leistungsmotivationsinventar LMI. Dimensionen berufsbezogener Leistungsorientierung. Hogrefe, Göttingen

**Shoda, Y., Mischel, W., Peake, P. (1990):** Predicting adolescent cognitive and self-regulatory competencies from preschool delay of gratification: Identifying diagnostic conditions. Developmental Psychology 26, 978–986

**Solden, S. (2001):** Die Chaosprinzessin Frauen zwischen Talent und Misserfolg. Bundesverband Aufmerksamkeitsstörung, Berlin

– **(2005):** Women with ADD: Embrace your differences and transform your life. Underwood Books, Nevada City

**Sonuga-Barke, E. J. S., Taylor, E., Sembi, S., Smith, J. (1992):** Hyperactivity and delay aversion – I. The effect of delay on choice. Journal of Child Psychology and Psychiatry 33, 387–398

**Stadler, G., Oettingen, G., Gollwitzer, P. M. (2009):** Physical activity in women. Effects of a self-regulation intervention. American Journal of Preventive Medicine. Manuskript im Druck

**Sternberg, R. J., Williams, W. M. (2002):** Educational Psychology. Allyn & Bacon, Columbus

**Still, G. F. (1920):** The goulstonian lectures on some abnormal conditions in children. Lancet 1, 1008–1168

**Skrodzki, K., Mertens, K. (Hrsg.) (2000):** Hyperaktivität – Aufmerksamkeitsstörung oder Kreativitätszeichen? Borgmann, Dortmund

**Tangney, J. P., Baumeister, R. F., Boone, A. L. (2004):** High self-control predicts good adjustment, less pathology, better grades, and interpersonal success. Journal of Personality 72, 271–324

**Triolo, S. J., Murphy, K. R. (1996):** Attention deficit scales for adults ADSA. Routledge, New York

**Trott, G.-E. (2000):** Biologische Ursachen und Möglichkeiten der medikamentösen Therapie des Hyperkinetischen Syndroms. In Skrodzki, K. und Mertens, K. (Hrsg.), 107–123

**Weiss, G., Hechtman, L. T. (1993):** Hyperactive children grown up. Guilford Press, New York

**Wender, Paul, H. (1995):** Attention-deficit-hyperactivity disorder in adults. Oxford University Press, New York, Oxford

– **(2000):** Aufmerksamkeits- und Aktivitätsstörungen bei Kindern, Jugendlichen und Erwachsenen. Kohlhammer, Stuttgart

**WHO (2009):** Internationale Klassifikation psychischer Störungen ICD 10-GM, Kapitel V. Huber, Bern

**Wilens, T. E., Faraone, S. V., Biederman, J., Gunawardene, S. (2003):** Does stimulant therapy of attention-deficit / hyperactivity disorder beget later substance abuse? A meta-analytic review of the literature. Pediatrics 111, 179–185

**Zuckerman, M. (1994):** Behavioral expressions and biosocial bases of sensation seeking. Cambridge University Press, Cambridge

**Zwirs, B. W. C., Burger, H., Buitelaar, J. K., Schulpen, T. W. J. (2006):** Ethnic differences in parental detection of externalizing disorders. European Child & Adolescent Psychiatry 15, 418–426

# Sachregister